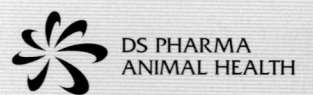
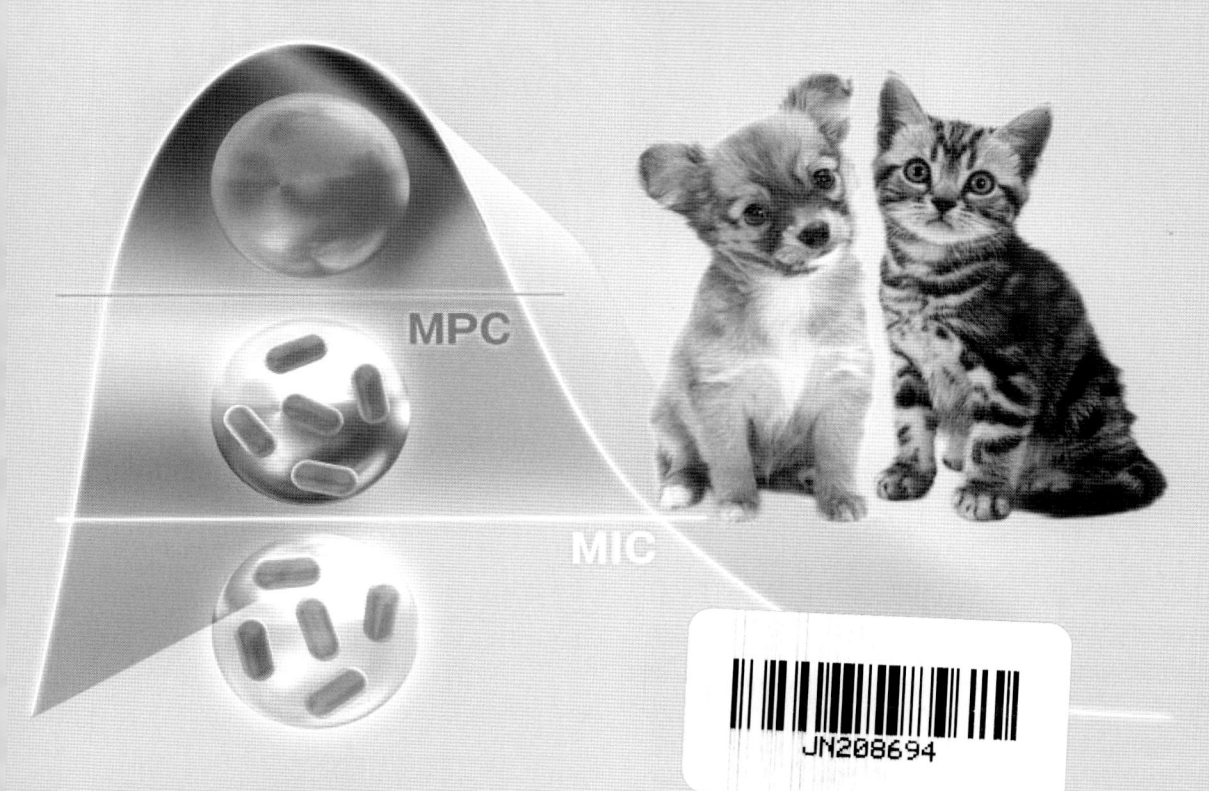
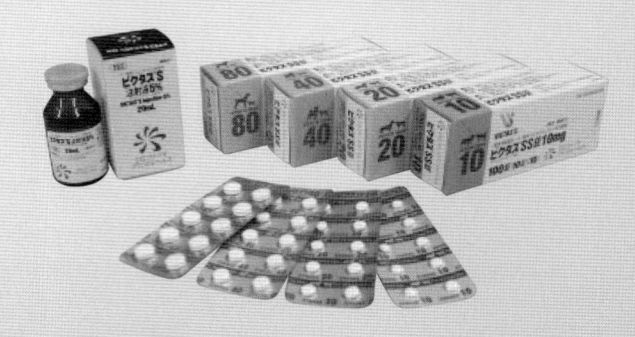

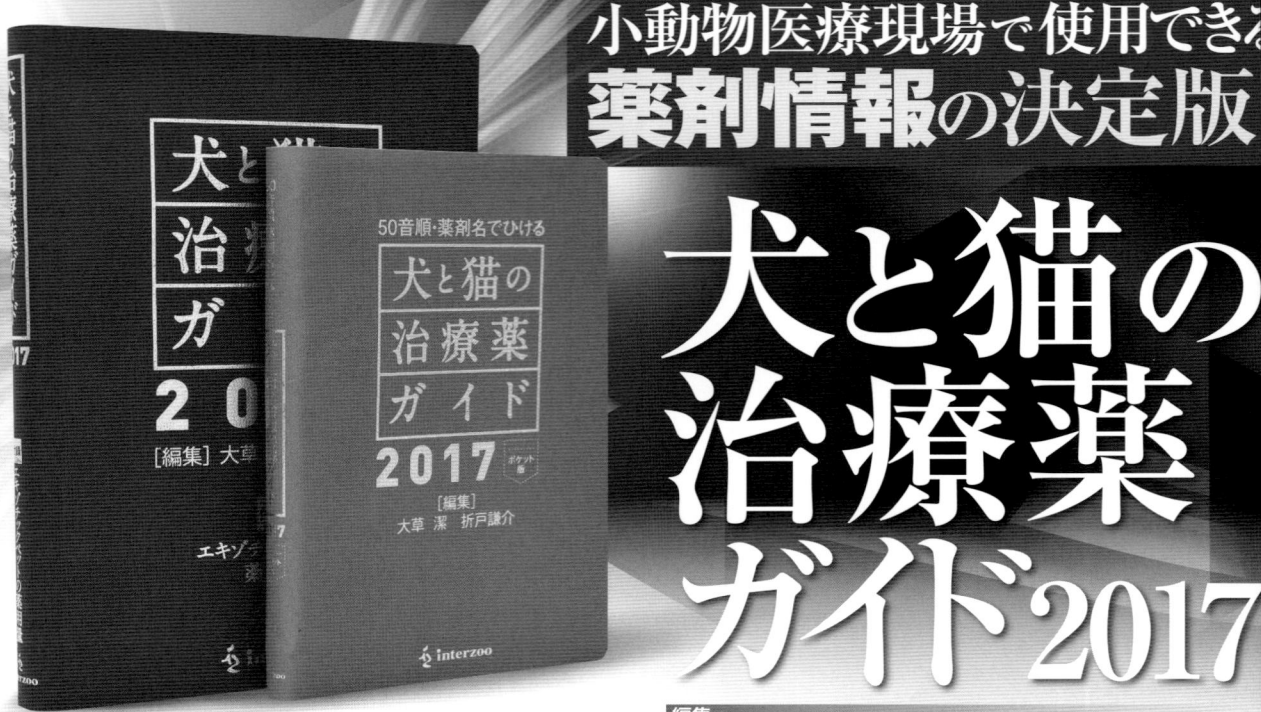
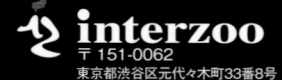

犬と猫の尿路感染症

診療マニュアル 動物用抗菌剤研究会 編

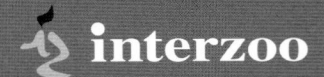

interzoo

序　文

『犬と猫の尿路感染症診療マニュアル』発刊にあたって

　動物用抗菌剤研究会は，1973年4月に「家畜の耐性菌研究会」として発足以来，今年で44年を迎えます。その後，「家畜抗菌剤研究会」と改名し，従来の薬剤耐性菌問題とともに，家畜への抗菌剤の適正使用の問題を採り上げてきました。1992年4月には，水産用抗菌剤も取り入れるために，本会の名称も「動物用抗菌剤研究会」と改め現在に至っています。

　研究会の活動としては，動物用抗菌剤の開発にあたって利用可能な各種試験ガイドラインを作出するとともに，毎年，シンポジウムを開催し，関連する最新の情報を会員に提供してきたところです。本会の会員は大学関係者と国や地方公務員の方々，それに製薬企業を中心に運営を行ってきましたが，残念ながら会員数は増えることなく推移しています。本会の活性化を図るためには臨床系会員の増加を図ることが急務であるため，昨年度の活動として「牛の乳房炎治療ガイドライン」を発刊し好評を得ています。

　今般伴侶動物関連の書籍の出版を思い立ったのは，2つの理由があります。1つは，伴侶動物臨床獣医師の皆様に日頃の診療業務に役立つ最新情報を提供し，この機会に研究会への積極的な参加をお願いしようと考えたことです。もう1つは，2016年4月に内閣府から「薬剤耐性（AMR）対策アクションプラン 2016 – 2020」が発出され，モニタリングの実施や慎重使用の推進など伴侶動物医療に対する対策も盛り込まれたことです。従来から伴侶動物医療では，人体用抗菌剤が経験的に使用されていることから，伴侶動物由来耐性菌の人医療への影響が懸念されています。そこで研究会が抗菌剤の慎重使用に貢献しようと考えました。

　伴侶動物用の承認された抗菌剤は限られており，現時点ですべてを承認された抗菌剤で書くことは不可能です。したがって，本マニュアルでは，人体用抗菌剤を使用する場合でもできる限り耐性菌の出現を抑制することを念頭に記載することにしました。本書が伴侶動物分野での抗菌剤の慎重使用に幾ばくかの貢献をすることを願って止みません。

　本書を刊行するにあたって株式会社インターズーの坪井保行編集長に大変お世話になりました。この場を借りてお礼申し上げます。

2017年4月

動物用抗菌剤研究会　理事長

田村　豊

まえがき

『犬と猫の尿路感染症診療マニュアル』の趣旨

　尿路感染症は伴侶動物における代表的な感染症の1つであり，病原体の感染部位や経過（急性または慢性）により，泌尿器症状を中心とする多様な症状を示す疾患である。　また，伴侶動物における前立腺炎は，尿路感染症と同様にしばしば遭遇する感染症の1つであり，時に尿路感染症との鑑別が困難であることや尿路感染症と併発することが特徴として挙げられる。尿路感染症と前立腺炎の原因微生物には多岐にわたる病原体が知られているが，その多くは細菌によるものであることから，いずれの疾病に対しても通常は抗菌剤治療が必要となる。

　しかし，近年，伴侶動物臨床における日常診療の多忙化などにより十分な検査等が実施されず，尿路感染症や前立腺炎に関して不適切な診断根拠にもとづく抗菌剤治療が実施されることが少なくない。その結果，薬剤耐性菌が分離される事例が後を絶たず，これによりさらに難治性の尿路感染症または前立腺炎の症例も増加するという悪循環がすでに生じつつある。この背景の1つには，人医療分野のように，疾病の診断や治療の一助となる診療指針が十分に整備されていないことが挙げられ，この点については国内外を問わず共通認識されてきたところである。こうした現状を踏まえ，International Society for Companion Animal Infectious Diseases（伴侶動物の感染症に関する国際団体）では，"Antimicrobial Use Guidelines for Treatment of Urinary Tract Disease in Dogs and Cats（犬と猫の尿路感染症の治療における抗菌剤使用ガイドライン）"を2011年に策定・公表している（Weese et al., *Vet Med Int*, Article ID 263768, 2011）。しかし，本ガイドラインを活用する際の問題点・課題として，①尿路感染症の診断法については形式的な記載しかないこと，②真菌やレプトスピラに起因する尿路感染症については記載がないこと，③前立腺炎については対象外であること，④わが国の現状（疾病の発生状況，分離菌の菌種や薬剤感受性等）に基づいていないこと，などが挙げられる。

　今般，抗菌剤・抗真菌剤の適正使用および薬剤耐性菌対策の推進による伴侶動物医療の向上を目的として，上記ガイドラインの内容を踏襲し，さらにその問題点・課題を補完した『犬と猫の尿路感染症診療マニュアル』を策定することとした。

2017年3月

動物用抗菌剤研究会

『犬と猫の尿路感染症診療マニュアル』制作委員会

委員長　原田　和記

目　次

【執筆者】
動物用抗菌剤研究会『犬と猫の尿路感染症診療マニュアル』制作委員会（執筆順）

田村　豊　動物用抗菌剤研究会 理事長／酪農学園大学獣医学群獣医学類
（序文）

原田和記　『犬と猫の尿路感染症診療マニュアル』制作委員会 委員長／鳥取大学農学部共同獣医学科
（まえがき，第3章［1］，第4章［1］，第7章［2］，付録B，あとがき）

片岡　康　日本獣医生命科学大学獣医学部
（第1章［1］，付録C）

小久江栄一　東京農工大学 名誉教授
（第1章［2］）

栗田吾郎　栗田動物病院（茨城県）
（第1章［3］，第6章）

村田佳輝　むらた動物病院（千葉県）
（第1章［4］，第8章，第10章，付録D）

木村祐哉　北里大学獣医学部
（第1章［5］，第9章，付録E）

井上　舞　アニコム ホールディングス／東京大学大学院農学生命科学研究科
（第2章，付録A）

下川孝子　山口大学共同獣医学部
（第3章［2］，第4章［2］，第7章［1］）

露木勇三　サンリツセルコバ検査センター／北里大学生命科学研究所
（第5章）

荒井延明　スペクトラム ラボ ジャパン
（第7章［3］）

第1章 感染症診療総論

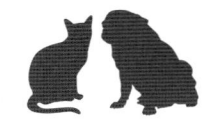

[1] 原因菌の菌種同定と薬剤感受性試験

【Summary】
- ●検体の採取は無菌的に採取することが原則である。
- ●病変部塗抹標本をグラム染色し，原因菌の存在を確認する。
- ●細菌検査により，起因菌の菌種を推定可能である。
- ●薬剤感受性試験のディスク拡散法は，臨床現場で簡便にできる方法である。
- ●ディスク拡散法の判定は，原則としてヒトの病原菌に対するものであることを理解する。

》 1 検体採取，塗抹検査および培養検査

（1）検体の採取

　検体の採取は，原因菌以外の雑菌の混入を防ぐためにもできるだけ無菌的に採取するよう心がける。抗菌剤を投与されている症例では，最終投与後24時間以上経過した後（抗菌剤の血中濃度が下がった時期）に，検体を採取することが望ましい。

　検体の保存は，原則として冷蔵保存し，できるだけ速やかに細菌検査をはじめるべきである。検体を室温で放置すると，原因菌以外の細菌が増殖したり，原因菌が死滅したりする場合があるので注意する。

（2）塗抹検査

　検体は，滅菌綿棒などでスライドグラスに塗抹する。

　塗抹した標本は自然乾燥し，火炎固定かメタノール固定を施した後に，グラム染色を行う。光学顕微鏡を用いて1,000倍の倍率で観察し，グラム染色性，菌の形態（球菌，桿菌，ラセン菌など），芽胞の有無などを観察し，おおよその起因菌の推定を行う。

（3）培養検査

　一般的な培養検査には，血液寒天培地（2枚：1枚は好気培養，1枚は嫌気培養），腸内細菌分離用培地（DHL寒天培地，マッコンキー寒天培地など），ブドウ球菌分離用培地（マンニット食塩培地，スタフィロコッカスNo.110培地，卵黄加マンニット食塩培地など），真菌分離用培地（サブロー寒天培地，ポテトデキストロース寒天培地など）など，が用いられる（**図1**）。

　培養検査の判定として，培地全面に同一の集落が多数検出されたら，その菌を原因菌として判断する。しかしながら，培地にまばらで複数の形態の異なる集落が観察された場合は，検体を採取する段階で常在菌が混入した可能性が高いため，再度無菌的に検体を採材して培養検査を行う。

```
┌──────────┐
│   検体    │
└──────────┘
    │ 塗抹検査(グラム染色)
┌──────────┐
│  分離培養  │
└──────────┘
    │ DHL寒天培地(腸内細菌科細菌用)
    │ マンニット食塩培地(ブドウ球菌用)
    │ 血液寒天培地(一般細菌用)×2枚
┌────────────────┐
│ 好気培養&嫌気培養 │
└────────────────┘
    │ 好気培養(DHL、マンニット、血液寒天培地)
    │ 嫌気培養(血液寒天培地)
┌──────────────────────┐
│  集落の観察&集落数の測定   │
└──────────────────────┘
┌──────────────────────┐
│  菌種同定&薬剤感受性試験   │
└──────────────────────┘
```

図1　細菌検査の進め方

》 2　菌種同定の原理

(1) 細菌検査による起因菌の推定

　細菌検査の結果とグラム染色性から，起因菌の菌種をある程度推定することが可能である。

　DHL 寒天培地に菌が発育した場合，起因菌は腸内細菌科細菌の可能性が高いことが考えられる。また，マンニット食塩培地に菌が発育した場合，起因菌はブドウ球菌である可能性が高い。しかし，これらの検体では，かならず血液寒天培地上の集落の形態が1種類であることが起因菌推定の条件となる。すなわち，血液寒天培地に2種類以上の集落形態の細菌が発育してきた場合には，集落数の多い方が起因菌の可能性が高く，これが腸内細菌科細菌あるいはブドウ球菌であるかは不明であるため，かならずグラム染色性により判定する。

　例えば，大腸菌は DHL 寒天培地と血液寒天培地に発育し，DHL 寒天培地上には培地中に含まれる乳糖や白糖を分解してピンク〜赤色になった円形スムース集落を形成し，血液寒天培地では灰白色円形スムース集落を形成する。また，ブドウ球菌がマンニット食塩培地に発育してきた場合，さらにグラム染色によりブドウの房状の形態をしたグラム陽性球菌であることを確認する（図2）。

(2) 菌種同定

　菌種を簡易的に同定する場合，市販の同定キットが用いられる（表1）。腸内細菌科は，腸内細菌科用同定キットを，ブドウ球菌はブドウ球菌用同定キットを用いなければ，正確な菌種同定ができないため，塗抹検査ならびに細菌検査の結果から推定される起因菌に適した簡易同定キットを用いる。

》 3　薬剤感受性試験

(1) 薬剤感受性試験

　薬剤感受性試験には，大きく分けると拡散法と希釈法がある。拡散法としてディスク拡散

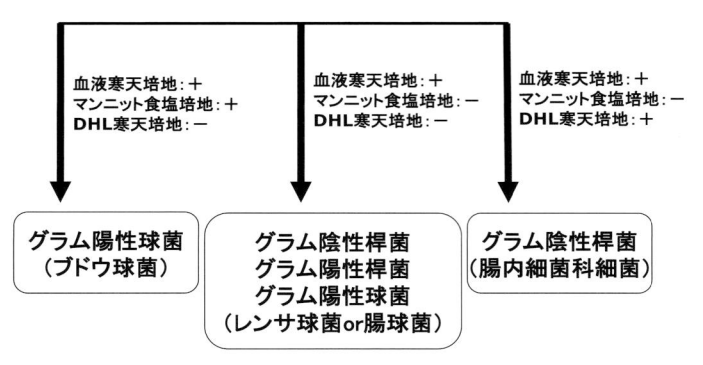

図2 グラム染色と細菌検査による菌種の推定

表1 代表的な市販の簡易同定キット

細菌の種別	製 品 名	発 売 元
腸内細菌科	API 20 E	シスメックス・ビオメリュー（株）
	IDテスト・EB-20	日水製薬（株）
	IDテスト・EB-9	日水製薬（株）
	BBLCRYSTAL E/NF	日本BD（Becton, Dickinson and Company）
	RapID ONE	（株）アムコ
ブドウ球菌	API Staph	シスメックス・ビオメリュー（株）
	IDテス・SP-18	日水製薬（株）
	BBLCRYSTAL GP	日本BD（Becton, Dickinson and Company）

法（濃度勾配ストリップを含む），希釈法として微量液体希釈法および寒天平板希釈法がある[1,2]。

1）ディスク拡散法

　ディスク拡散法は，定められた濃度の抗菌薬を浸み込ませた薬剤ディスクを用い，細菌を塗抹した平板培地上にディスクをのせ培地中に薬剤を拡散させる方法で，ディスクの周囲に形成される発育阻止円の大きさを測定することにより，感受性（S），中間（I），耐性（R）の判定を行うものである。濃度勾配ストリップを用いた場合には，MIC（Minimum Inhibitory Concentration）も測定可能である。

　ディスク拡散法は，主としてヒトに感染症を起こさせる病原細菌について定められた方法で，動物由来の病原細菌に対する判定基準を定めたガイドラインはCLSI（Clinical and Laboratory Standards Institute）だけが一部の動物由来細菌について定めているにすぎない。したがって，現時点では，あくまでも参考としてS，I，Rで判定されていることを理解してほしい。

　ディスク拡散法は，基本的に病変部から分離された起因菌を純培養して試験を行わなければ，正確な薬剤感受性の成績を得ることはできない。しかしながら，緊急に薬剤感受性結果を要する場合のみ，採材した検体を直接培地に塗抹して，感受性の傾向を推定することが可能である[3]。しかし，直接法では原因菌以外の常在菌の混入もあり得るため，かならず併用し

て原因菌を分離し，正確な感受性を調べることが望ましい。

ディスク拡散法の方法は，以下の通りである。

①分離培養した菌株を純培養し，滅菌生理食塩液に McFarland No. 0.5（菌液の濁度の指標）に調整した菌液を作成する。

②ミューラーヒントン寒天培地の全面に塗りむらがないようにするため，60°ずつ回転させながら3回塗抹する（**図3**）。

③材料を接種後，5分間菌液が浸み込むのを待ってから，薬剤ディスクをのせる。

④35℃で18～24時間培養し，ディスクの周囲に形成された阻止円の直径を測定し，ディスクに添付されている判定表に従って，S，I，R を判定する（**図4**）。

2）微量液体希釈法

微量液体希釈法は，マイクロタイタープレートを用いて2倍段階希釈した薬剤濃度の液体培地に細菌の懸濁液を加え，MIC を測定する方法である。ウェルにあらかじめ希釈した抗菌剤が入ったマイクロタイタープレート（ドライプレート）が市販されている。

微量液体希釈法の方法は以下の通りである。

①供試薬剤を 5,120mg/L（力価）の濃度に各薬剤に指定された溶媒を用いて溶解し，薬剤原液とする。

②2倍段階希釈列（3連続以上の希釈を行わない）を作成する。

③薬剤含有液体培地をマイクロプレートの1ウェルあたり 50 μL ずつ分注する。

（市販のドライプレートを使用する場合は，次の④からはじめる。）

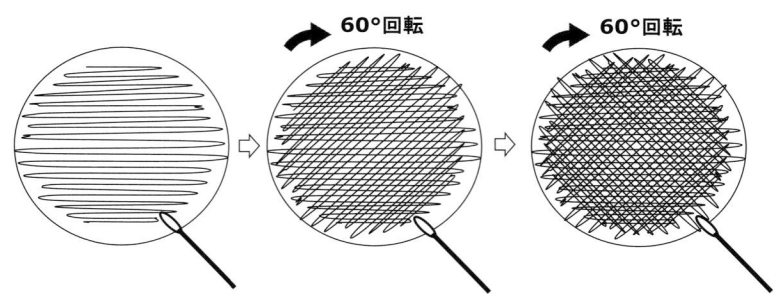

図3　寒天平板に塗抹する方法

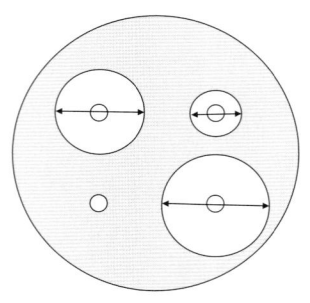

図4　ディスク拡散法の判定法

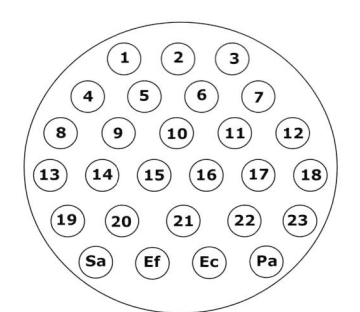

野外分離株　**No.1-23**
精度管理株
Sa : *Staphylococcus aureus*
Ef : *Enterococcus faecalis*
Ec : *Escherichia coli*
Pa : *Pseudomonas aeruginosa*

図5　寒天平板希釈法における菌株の配置例

④ McFarland No.0.5 の濁度に調整した菌液を陽イオン調整ミューラーヒントン液体培地 10mL に菌液 100 μ L を加え，接種用菌液とする。

⑤接種用菌液を 1 ウェルあたり 50 μ L，マルチチャンネルピペットで接種する。

⑥ 35℃，16 〜 20時間培養後，菌の発育を阻止する最小薬剤希釈濃度を MIC と判定する。

3）寒天平板希釈法

　寒天平板希釈法は，寒天培地中に 2 倍段階希釈した抗菌薬を入れ，細菌を接種して MIC を測定する方法で，複数の試験菌（27株［3 mm 接種ピンを使用］；**図5**）または61株（1 mm 接種ピンを使用）を同時に測定できる利点がある。

　寒天平板希釈法の方法は，以下の通りである。

①供試薬剤を 5,120mg/L（力価）の濃度に各薬剤に指定された溶媒を用いて溶解し，薬剤原液 A 液とする。

②希釈系列を作製するために，最初にマスター希釈液 B 〜 E 液を作製する（**表2**）。

③マスター希釈液 A 〜 E 液をもとに 2 倍段階希釈列（3 連続以上の希釈を行わない）を作製し，0.625mg/L の薬剤濃度まで14段階の希釈液を作製する（**表3**）。

④各薬剤希釈液を減菌シャーレに 2 mL ずつ分注し，あらかじめ減菌した後 50℃に保温したミューラーヒントン寒天培地 18mL を加え，培地を固まらせる。

⑤各薬剤希釈を含有した培地を乾燥後，McFarland 標準濁度液 0.5 に調整した菌液をマルチイノキュレーターを用いて接種する。

⑤ 35℃，16 〜 20時間培養後，菌の発育を阻止する最小薬剤濃度を MIC と判定する。

表2 寒天平板希釈法のための薬剤マスター希釈例

マスター希釈液	薬剤濃度	希釈方法
A液	5,120 mg/L	
B液	1,280 mg/L	A液：希釈液＝1:3
C液	160 mg/L	B液：希釈液＝1:7
D液	20 mg/L	C液：希釈液＝1:7
E液	2.5 mg/L	D液：希釈液＝1:7

表3 寒天平板希釈法のための薬剤希釈例

段階	薬剤濃度(mg/L)		容量 mL	希釈液 mL	中間濃度 mg/L	寒天培地中おける 最終濃度（mg/L）
1	5,120	（A液）	—	—	5,120	512
2	5,120	（A液）	1.0	1.0	2,560	256
3	5,120	（A液）	1.0	3.0	1,280	128
4	1,280	（B液）	1.0	1.0	640	64
5	1,280	（B液）	1.0	3.0	320	32
6	1,280	（B液）	1.0	7.0	160	16
7	160	（C液）	1.0	1.0	80	8
8	160	（C液）	1.0	3.0	40	4
9	160	（C液）	1.0	7.0	20	2
10	20	（D液）	1.0	1.0	10	1
11	20	（D液）	1.0	3.0	5	0.5
12	20	（D液）	1.0	7.0	2.5	0.25
13	2.5	（E液）	1.0	1.0	1.25	0.125
14	2.5	（E液）	1.0	3.0	0.625	0.0625

注）薬剤を溶解する溶媒と希釈液は薬剤に応じて決められているので，それらを使用して溶解あるいは希釈を
　　行う[1]。

参考文献

1. 動物用抗菌剤研究会（2004）：動物由来細菌に対する抗菌性物質の最小発育阻止濃度（MIC）測定法 .「動物用抗菌剤研究会報」, 26: 52-63.
2. 動物用抗菌剤研究会（2013）：『動物用抗菌剤マニュアル』第2版，インターズー，東京 .
3. 金沢 裕，倉又利夫（1964）：臨床応用を目的とした感受性ディスク法の研究 続報 とくに接種菌量ならびに直接法に関する検討 .「Journal of Antibiotics」Ser B, 17（5-6）: 256-263.

[2] 抗菌剤の体内動態と PK/PD

【Summary】
●PK/PD パラメーターは抗菌剤の最適な用法 / 用量を設定するもので，抗菌剤の適正使用を実践するための考え方である。
●抗菌剤使用の基本は "hitting hard and hitting fast" である。

》 1　PK/PD モデルについて

（1）薬物動態学と薬力学の一体化

　PK（pharmacokinetics；薬物動態学）は薬物投与後の体内分布の時間的経過を解明する学問である。PD（pharmacodynamics；薬力学）は薬が生体反応を起こし，その反応が病態を治癒させる効果を解明する学問である。PK だけでは薬効が不明であり，PD だけでは薬効の時間的経過がわからない。PD と PK と一体化した学理が PK/PD モデルである。

（2）PD のモデル化

　薬が生体に起こす反応を薬物濃度の関数としてモデル化して数式で表現する。この場合の代表的な数式がシグモイド最大効果式（Hill 式）である[注]。

$$E = E_0 + \{E_{max} \times C^\gamma / (EC^\gamma_{50} + C^\gamma)\}$$

ここで，E_0 は薬物投与前の生体反応の基礎値，E_{max} は薬物によって起こる最大反応，C は薬物濃度，EC_{50} は最大反応の 1/2 の薬効を発揮する薬物濃度，γ は Hill 係数である。式中の C は薬物投与後の時間の経過に伴い変化する。そこで，コンピューターを使用し PK の要素を Hill 式に組み込み，投与後の薬理反応を経時的に表現する。

　しかし，抗菌剤治療の場合は抗菌剤が生体反応を起こさない。体液中の抗菌剤が病原菌を殺菌あるいは増殖阻止することで疾病を治癒させるので，モデル化の必要はない。この場合の PD は最小発育阻止濃度（MIC）である。問題は，MIC が試験管内での抗菌活性しかあらわさないことである。MIC は試験管内で特定の培地条件で 10^5 cfu/mL の菌量濃度で測定する。培地条件や菌量が変われば違った値になる。感染部位での菌量濃度はダイナミックに変化する（図6）。10^7 cfu/mL を超えることもある[2-4]。このような高濃度になると，MIC では抗菌活性は発揮されない[4]。増殖部位の環境（pH や酸素濃度など）も変わる。殺菌性とされ

注

シグモイド最大効果式（Hill 式）について[5]
代表的な PK/PD モデル式。原型は $E = E_0 + \{E_{max} \times C^\gamma / (EC^\gamma_{50} + C^\gamma)\}$ である。ここで，E_0 は薬物無投与状態での生体反応の基礎値，E_{max} は薬物によって起こる最大反応，EC_{50} は最大反応の 1/2 の薬効を発揮する薬物濃度，C は薬物濃度で本論文では AUC/MIC，γ（Hill 係数）は EC_{50} 付近の薬物作用曲線の勾配である。γ が大きければ EC_{50} 付近で薬理作用が急激に強くなり，小さければその程度が緩やかになる。γ が個々の薬物の薬理作用プロフィルを決めることになる。γ は実測できないので，E，E_0，E_{max}，EC_{50} を in vitro や in vivo 試験で実測し，それらを初期値として Hill 式に代入し，コンピューターによる最小二乗回帰で収束した値から γ を推定する。

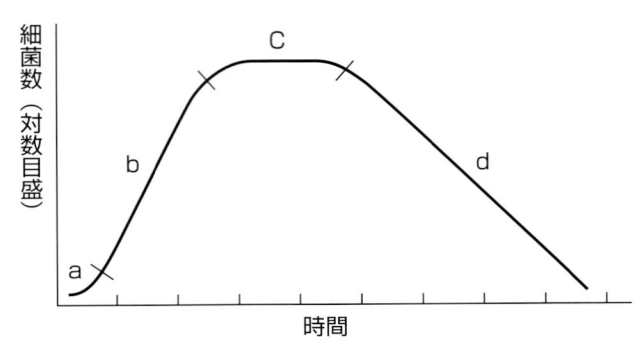

図6 感染部位での細菌増減の模式図
病原菌や病状により細菌増殖・減衰の経時変化は異なるので，
細菌数と時間には具体的な数字は示さなかった[5]。

る抗菌剤が静菌性になり，あるいは抗菌活性を発揮しないこともある。ということで，生体内で細菌増殖（感染）が起こった場合の抗菌剤の薬効指標が長年にわたり研究され，PK/PD パラメーターが考案された。従来からいわれている殺菌性とか静菌性とかは抗菌剤の特性を表すパラメーターには違いないが，臨床現場(生体位)では意味の薄い用語ということになる。

》 2　PK/PD パラメーター

　抗菌剤の生体内環境での抗菌活性が研究され，その結果，抗菌剤は「濃度依存性」と「時間依存性」に分類されるようになった。濃度依存性抗菌剤の場合は C_{max}/MIC または AUC/MIC が，時間依存性抗菌薬の場合は $T > MIC$（"Time above MIC" と読む）が抗菌活性のパラメーターである（図7）。濃度依存性抗菌剤は，投与後に血中濃度が急激に上昇するか，あるいは大量に吸収されて平均血中濃度が高いと抗菌活性が効率的に発現する。これに対して時間依存性抗菌剤では，血中濃度は MIC を超える時間%が多いほど抗菌活性が効率的に発現する。したがって，濃度依存性薬は一度に大量を投与し，時間依存性薬は頻回に投与するのが原則ということになる。

　濃度依存性か時間依存性かは，今のところ理論的には識別できないため，生物検定で判定する。複数のマウスやラットの臓器や大腿部に細菌(肺炎球菌,大腸菌,黄色ブドウ球菌など)を接種し，抗菌剤を投与し一定時間後に動物を解剖し，接種した菌の菌数を数えて抗菌活性を測定する。この場合，抗菌剤の投薬量は C_{max}/MIC（AUC/MIC）または $T > MIC$%を単位に設定する。結果として，C_{max}/MIC（AUC/MIC）の単位で投与した場合に抗菌活性と薬用量の相関が高ければ濃度依存性と判定し，MIC を超える時間%が大きさと薬用量の相関が高ければ時間依存性と判定する。濃度依存性抗菌剤（ガチフロキサシン）と時間依存性抗菌剤（セフォタキシム）の場合を，文献5から引用して**図7**に示した。

　表4に代表的な抗菌剤を濃度依存性／時間依存性に分類した。

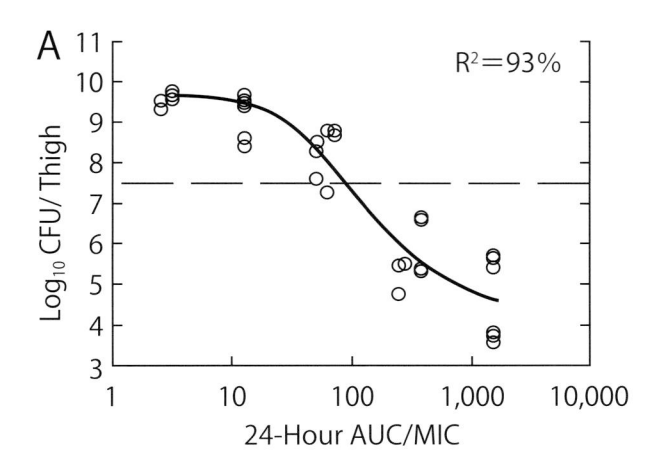

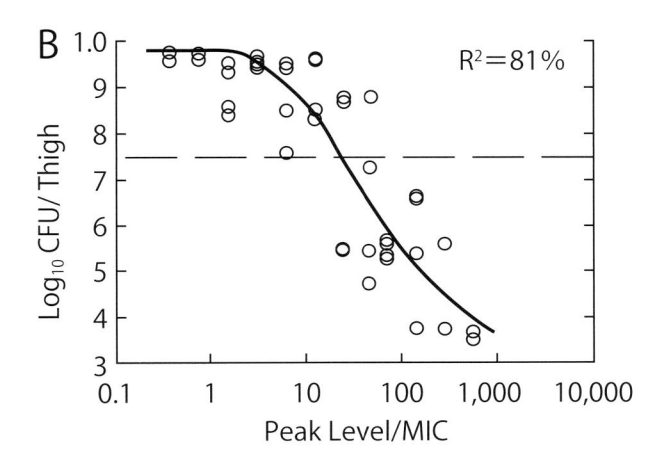

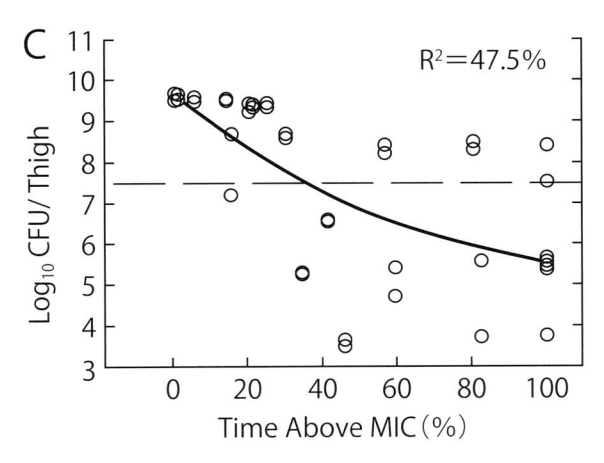

図7a
マウスの大腿部に肺炎レンサ球菌を接種し，ガチフロキサシンを投与して24時間後に解剖し接種部の生存菌数（図中のシンボルマーク）を数えた。A は AUC/MIC，B は C_{max}/MIC（peak level/MIC），C は T > MIC を単位に薬物を投与している。A と CB の相関係数が高い[7]。

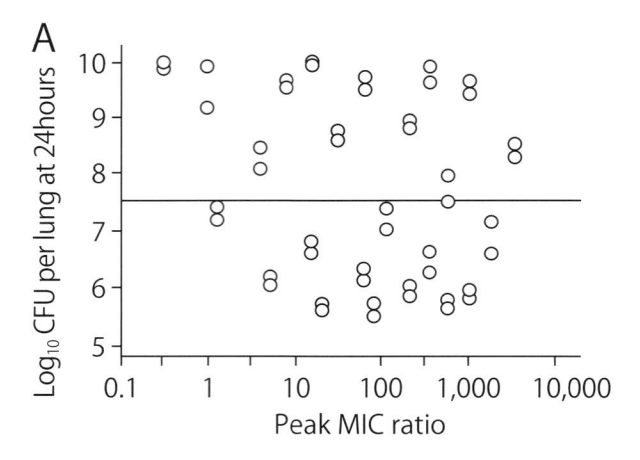

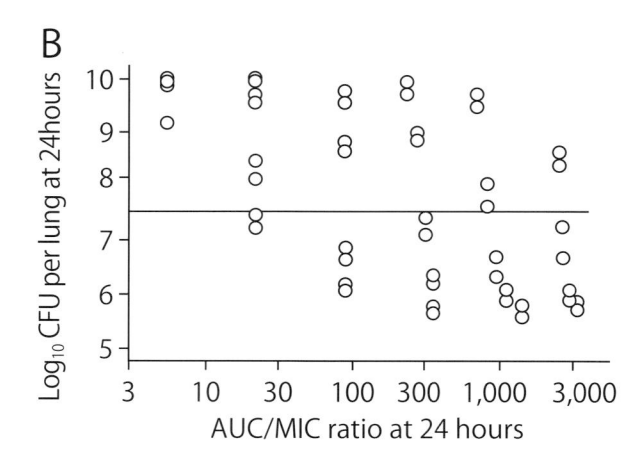

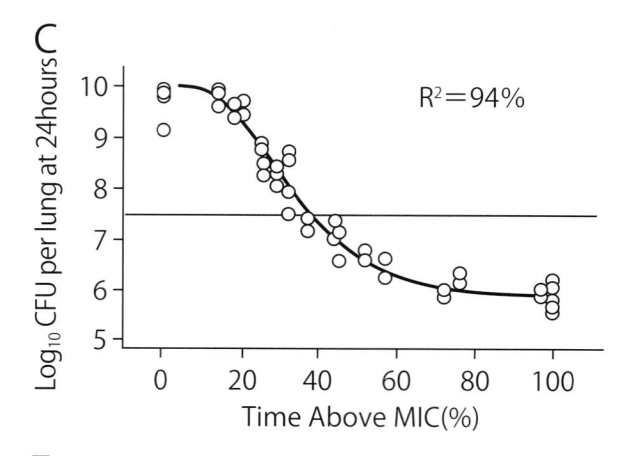

図7b
マウスの肺にクレブシエラ・ニューモニエを接種し，セフォタキシムを投与して24時間後に解剖し，接種部の生存菌数（図中のシンボルマーク）を数えた。AはC$_{max}$/MIC（peak level/MIC），BはAUC/MIC，CはT>MICを単位に薬物を投与している。Cの場合の相関係数が高い[8]。

表4　抗菌薬の PK/PD パラメーター

濃度依存性	時間依存性
Cmax/MICまたはAUC/MIC	T>MIC
アミノグリコシド系, フルオロキノロン系, テトラサイクリン系	ペニシリン系, セファロスポリン系, トリメトプリム／スルファジアジン

≫ まとめ

　抗菌剤使用の基本は "hitting hard and hitting fast" である。これを抗菌剤の適正使用という。適正使用のためには，原因菌を同定し病原菌に感受性をもつ抗菌剤を十分な用量で使わなければならない。

参考文献

1. Dowling PM (2010): Systemic pharmacotherapeutics of the urinary system. *The merck veterinary manual* 10th eds. (Kahn CM ed.), pp.2234-2238, Merck & Co., NJ.

2. Bingen E, Lambert-Zechovsky N, Mariam-Kurkjiam P et al. (1990): Bacterial counts in cerebrospinal fluid of children with meningitis. *Eur J Clin Microbiol Infect Dis*, 9(4), 278-281.

3. Fagon JY, Chastre J, Trouillet JL, et al. (1990): Characterization of distal bronchial microflora during acute exacerbation of chronic bronchitis. Use of the protected specimen brush technique in 54 mechanically ventilated patients. *Am Rev Respir Dis*, 142(5), 1004-1008.

4. Feldman WE (1976): Concentrations of bacteria in cerebrospinal fluid of patients with bacterial meningitis. *J Pediatr*, 88(4 Pt 1), 549-552.

5. Jiklik WK, Zinsser H (1988): *Zinsser Microbiology* 20th eds., Appleton & Lange, New York.

6. 山田静雄 (2007)：ファーマコダイナミックス, 『新薬剤学』改訂第2版（辻　彰 編）, pp.236-249, 南江堂, 東京.

7. Andes D, Craig WA (2002): Pharmacodynamics of the new fluoroquinolone gatifloxacin in murine thigh and lung infection models. *Antimicrob Agents Chemother*, 46(6), 1665–1670.

8. Craig WA (1998): Pharmacokinetic/pharmacodynamic parameters: rationale for antibacterial dosing of mice and men. *Clin Infect Dis*, 26(1), 1-10.

[3] 抗菌剤の選択
―選択方法と薬剤感受性試験の結果の読み方―

【Summary】
●抗菌剤の選択では，薬剤感受性試験の結果だけでなく，耐性菌の発生時のリスクや動物への副反応などさまざまな因子を考慮しなければならない。
●抗菌剤は，耐性菌発生時の公衆衛生上および獣医療上のリスクに基づき，いくつかのカテゴリーに分類される。
●検体中に2菌種以上の細菌が認められた場合は，すべてに有効な抗菌剤を使用するのが望ましいが，それがない場合は最も優勢な菌種に有効な抗菌剤を選択する。

》 1 抗菌剤選択の条件

　抗菌剤の使用に際しては目的とする感染症に有効であると同時に，耐性菌の出現や副反応の発生が最小限に抑えられる薬剤を選択する必要がある。とくに耐性菌については伴侶動物からヒトへ伝播する危険もあり，将来大きな社会問題となる可能性があるため十分な配慮が必要である。ここでは，抗菌剤を選択する際の判断基準となる項目について検討する。

　動物の感染症に対して使用する抗菌剤を選択する際には，下記に挙げた条件を考慮する必要がある。

① 　推定または同定された細菌に有効であるもの。
② 　耐性菌発生の可能性が低いもの。
③ 　耐性菌が発生しても人体への影響が少ないもの。
④ 　動物への有害な影響が少ないもの。
⑤ 　有効な投与経路が確保できるもの。
⑥ 　目的とする組織への移行がよいもの。
⑦ 　その使用が添付文書などで禁止されていないもの。
⑧ 　動物でのエビデンスがあるもの。
⑨ 　安定して供給されるもの。

（1）推定または同定された細菌に有効であるもの

　経験的使用では，尿路感染で最も多く分離される細菌に有効な製剤を選択する。第5章で述べるように，日本における犬・猫の尿路感染ではグラム陰性桿菌とグラム陽性球菌のうち一定の耐性傾向をもつ菌群が対象となる。経験的使用に際して耐性菌の発生状況を知るためには，文献などを参照することも必要だが，地域疫学や院内疫学を知ることによって，最も正確な推定を行うことができる。このことから，単純性の尿路感染であったとしても細菌検査はできる限り行い，分離された細菌の感受性のデータを集積することが望ましい。

　原因菌の菌種同定と薬剤感受性試験が行われていれば，感受性の薬剤のなかから他の条件により多く適合するものを選択する。

（2）耐性菌発生の可能性が低いもの

　耐性菌が発生すれば治療成績は悪化する。耐性菌発生の可能性を低くするためには，スペクトルの狭い薬剤を選択することが重要である。効果があるからといって，いたずらに広域スペクトルの薬剤を使用すれば，目的とする細菌以外の細菌に影響を与え，耐性菌発生の原因となる可能性が高くなる。

　また，内服薬を処方する場合は，飼い主がきちんと服用できる剤形の薬剤を使用しないと，自己判断による投薬の中止などにより，やはり耐性菌発生の原因をつくることになる。

　耐性菌発生の可能性が低い薬剤としては，ペニシリン系，第1世代セファロスポリン系，マクロライド系薬剤が挙げられる。このうちマクロライド系薬剤は，尿路感染で重要とされる尿中への移行は良好ではないが，腎盂腎炎などで腎障害がある動物への使用には適していると考えられる。

（3）耐性菌が発生しても人体への影響が少ないもの

　ヒトに耐性菌が感染した場合，ヒトの細菌に耐性遺伝子が伝播した場合に大きな影響がない薬剤を使用する。このためにはヒト用の薬剤として現在では広く使用されていないものや，ヒトで使用される薬剤との交差耐性が発生しにくいものを使用する。これらの薬剤には，ヒトでの使用が限られているクロラムフェニコールや一部のマクロライド系，テトラサイクリン系薬剤などが含まれる。

　フルオロキノロン系薬剤には動物専用の製剤が多いが，これらの使用によって他の同系統の薬剤への交差耐性が比較的多く誘導され，耐性菌が発生した際に人体薬に対しても耐性となる危険があることから慎重な使用が求められる。

　耐性菌に特化した薬剤であるバンコマイシンやテイコプラニンは，ヒトにおける MRSA などに対する「最後の切り札」として使用されることがあるため，他に有効な薬剤がある場合は絶対に使用してはならない。カルバペネム系薬剤も同様であり，重度の前立腺炎や腎盂腎炎から敗血症を続発している場合など，動物の生命に差し迫った危険のない感染症で使用することは許されない。また，使用が正当化されるような条件で用いた場合であっても，必ず細菌検査と薬剤感受性試験を行い，その結果に応じてスペクトルのより狭い薬剤に速やかに変更しなければならない。

　近年は新規の抗菌剤の開発が少なくなってきているが，新しい人体薬が発売されたとしても，その使用に際しては事前の慎重な検討が必要であり，動物におけるエビデンスのない状態での使用は避けなければならない。

（4）動物への有害な影響が少ないもの

　上部尿路感染では腎機能障害を併発することも多いが，高度の腎疾患のある動物ではアミノグリコシド系薬剤は禁忌である。また，テトラサイクリン系薬剤は肝障害のある動物や妊娠中の動物では避けるべきである。さらに，食欲不振や下痢など，基礎疾患と無関係な一般的な副反応にも注意する必要がある。

　犬と猫で副反応の異なるものがあり，たとえばフルオロキノロン系薬剤は猫で視覚障害が認められることがあり，また，クロラムフェニコールは腎障害のある猫では蓄積の危険がある。抗菌剤による過敏反応の前歴がある動物には，同じ薬剤や同系統の薬剤を使用すること

表5 腎不全時，肝不全時および妊娠時に注意すべき薬剤の例

	腎不全	肝不全	妊娠中	幼若動物
比較的安全	ドキシサイクリン，ミノサイクリン，マクロライド系薬剤，ペニシリン系薬剤，クロラムフェニコール（犬）	アミノグリコシド系薬剤，セファロスポリン系薬剤，ペニシリン系薬剤	セファロスポリン系薬剤，ペニシリン系薬剤，エリスロマイシン，リンコマイシン	セファロスポリン系薬剤，ペニシリン系薬剤，マクロライド系薬剤
減量を考慮	フルオロキノロン系薬剤，リンコマイシン，ＳＴ合剤（犬），セファロスポリン系薬剤	クリンダマイシン，メトロニダゾール	ST合剤	リンコマイシン
慎重投与	クロラムフェニコール（猫），ホスホマイシン（成猫）	クロラムフェニコール，リンコマイシン，マクロライド系薬剤，テトラサイクリン系薬剤	アミノグリコシド系薬剤，アンフォテリシン-B，ケトコナゾール，メトロニダゾール	アミノグリコシド系薬剤
使用不可	アミノグリコシド系薬剤，アンフォテリシン-B	クロルテトラサイクリン，エリスロマイシン，グリセオフルビン，ケトコナゾール，ST合剤（犬）	フルオロキノロン系薬剤，グリセオフルビン，ナリジクス酸，テトラサイクリン系薬剤	フルオロキノロン系薬剤，クロラムフェニコール，テトラサイクリン系薬剤

文献 1,2 より引用・改変。

は避けなければならない。**表5**に代表的な抗菌剤の妊娠や基礎疾患への影響を示した。

（5）有効な投与経路が確保できるもの

　他の条件を満たしていても，経口摂取が不可能な動物に内服薬を投与することはできない。また，外来診療のみでは点滴静注が必要な薬剤も使用が困難である。前述の通り内服薬では剤形に注意する。

（6）目的とする組織への移行がよいもの

　薬剤感受性試験で有効とされる薬剤でも，目的とする組織に良好に移行しなければ効果を十分に発揮することはできない。

　中枢神経系では血液脳関門が存在するため，比較的これを通過しやすいミノサイクリン，クロラムフェニコール，フルオロキノロン系薬剤，ST 合剤（トリメトプリム・スルファジアジン）などの薬剤が選択される。

　前立腺を除く下部尿路感染では尿中への排泄が良好であることが必要で，フルオロキノロン系，β-ラクタム系やアミノグリコシド（アミノ配糖体）系薬剤などがこれにあたる。これらは感受性がある細菌に対してはきわめて有効に使用することができるが，メチシリン耐性ブドウ球菌の感染などでは，すべての β-ラクタム系薬剤が無効であるのに加えてフルオロキノロン系薬剤にも耐性がみられることが多い。このような場合は，感受性を優先してテ

トラサイクリン系など尿中への移行がよくない薬剤を使用せざるを得ないこともある。

　急性前立腺炎では血液と前立腺の間の関門が破壊されるため，その他の薬剤も有効であるとされるが，一般に前立腺への良好な移行を達成するためには，ミノサイクリン，ドキシサイクリン，フルオロキノロン系薬剤，クリンダマイシン，ST合剤などの薬剤を選択する必要がある[4)]。

　これらの薬剤を使用しない場合，当初は臨床的な効果も期待されるが，いったん関門が修復されると，薬剤の標的組織への移行が阻害され，慢性化の原因となることがある。

　腎盂腎炎では，尿中への排泄よりむしろ薬剤の血中濃度が治療効果を左右する[4]。尿と血清では判定基準となるブレークポイントが異なることがあるため，薬剤感受性試験は腎盂腎炎を疑うことを明記して依頼する。

（7）その使用が添付文書などで禁止されていないもの

　添付文書に，第一選択薬が無効の場合にのみ使用すること，といった注意事項が記載されている薬剤は，すでに薬剤感受性試験の結果が得られている場合などのように，特段の合理的理由がある場合以外は第一選択として使用してはならない。現在動物薬では第3世代のセファロスポリン系薬剤（セフォベシン，セフポドキシム）やフルオロキノロン系薬剤（エンロフロキサシン，オフロキサシン，オルビフロキサシン，マルボフロキサシン）がこれに含まれる。また，これらの系統の薬剤は，人体薬であったとしても第一選択として用いることは望ましくない。

　人体薬については，その動物への使用はすべて適応外であり，特段の合理的理由なしに使用することは許されない。乱用により耐性菌が多く発生するようなことがあれば，その使用に大きな制限がかけられる可能性がある。このことからも，とくにヒト用の抗菌剤製剤を安易に使用することは避けなければならない。

（8）動物でのエビデンスがあるもの

　薬用量や投与方法などに関して，低いレベルであったとしても最低限何らかのエビデンスの記載があるものを使用する。人体薬で動物での薬用量の記載がまったくない製剤もあるが，このような場合にヒトでの用量から推定して安易に使用すると効果が期待できないだけでなく，思わぬ副反応の原因となる可能性もある。また，動物での使用経験が少ないものには比較的新しい薬剤も多く，それらに対する耐性菌が発生した場合にはヒトへの脅威となる危険性がある。

（9）安定して供給されるもの

　動物薬は時として供給が突然停止されることがある。また，海外からの薬剤も法的な問題の懸念があると同時に安定的な供給が困難である。できるだけ安定した供給が確保できる薬剤を使用することで，治療の途中で薬剤を変更せざるを得ないという状況を作らないようにしなければならない。さらに，動物薬の製造販売各社にも一層の安定供給を求めるよう働きかける必要がある。

　また，かならずしも必要な条件ではないが，他の条件が同じであれば，なるべく安価なものを選択すれば，飼い主の都合による治療の中断が起こる可能性を低くできる。

》2 海外での抗菌剤選択の順位

（1）デンマーク

デンマーク小動物獣医師会のガイドライン[3]では，抗菌剤が**表6**のようにカテゴリーによって分類されており，1から5に進むにしたがって使用条件が厳しくなっている。EU域内での適応が前提であるが，日本国内での抗菌剤使用にあたっても十分参考とすることができる。

（2）オーストラリア

オーストラリアの抗菌剤の専門家によるガイドライン[4]では，単純性の尿路感染の経験的使用ではフルオロキノロン系薬剤を使用しないとなっており，日本での第一選択としないとする注意事項よりも厳しい基準となっている。

》3 国内での抗菌剤選択の順位

表7は日本で基礎疾患がない犬・猫の感染症の際に分離される細菌を基準とした公衆衛生学的な薬剤の選択の順位である。デンマーク小動物獣医師会のガイドラインに比べ，広範囲の薬剤を第一選択薬としているが，日本国内での耐性菌のまん延状況を考慮すると，経験的使用であってもある程度広いスペクトルの薬剤を用いることも正当化されると考えられる。

》4 薬剤感受性試験の薬剤の選択と結果の解釈

抗菌剤の選択は，動物に使用するときだけではなく，薬剤感受性試験に際しても必要である。1回に検査することのできる抗菌剤は限られており，薬剤感受性試験を行う際は，基本的には前述した，「1.抗菌剤選択の条件」を満たすもので，獣医師にある程度の使用経験が

表6 デンマーク小動物獣医師会のガイドラインによる抗菌剤の分類

1	比較的狭いスペクトルをもち,危険な耐性菌の発現やまん延のリスクが少ないもの.またEUではヒトの全身的な治療に用いられないもの	クロラムフェニコール，マクロライド系薬剤，ペニシリン系薬剤，ストレプトマイシン
2	やや広いスペクトルをもつが，動物からヒトへの耐性菌伝播の可能性が低いもの	ニトロフラントイン，アミノペニシリン，リンコサミド系薬剤，ST合剤，テトラサイクリン系薬剤
3	さらに広いスペクトルをもち，MRSP などの多剤耐性菌を発生させるもの	ゲンタマイシン，アモキシシリン/クラブラン酸
4	耐性菌のまん延の危険がより高いもの	アミカシン，メトロニダゾール，フルオロキノロン系薬剤，第3,4世代セファロスポリン系薬剤
5	最も重要な薬剤で，他剤で制御できない多剤耐性菌による重篤な感染症などでの使用に限られるもの	カルバペネム系薬剤，リネゾリド，バンコマイシン

表7 一般的な抗菌剤の選択の順位

1	第一選択薬として使用可能なもの	比較的スペクトルが狭いものや，耐性菌が発生した場合にヒトへの影響が比較的大きくない薬剤	クロラムフェニコール，マクロライド系薬剤，ペニシリン系薬剤（抗緑膿菌ペニシリンを除く），アモキシシリン/クラブラン酸，リンコサミド系薬剤，ST合剤，テトラサイクリン系薬剤，第1世代セファロスポリン系薬剤，メトロニダゾール，アミノグリコシド系薬剤など
2	第一選択薬が無効な場合にのみ使用可能なもの	広域のスペクトルを持ち，耐性菌が発生した場合にヒトへの影響が大きい薬剤．また，人体薬と交差耐性が発生する可能性がある薬剤	フルオロキノロン系薬剤，第3世代セファロスポリン系薬剤などで動物用として販売されるもの
3	2の薬剤では対処できない感染症に対して使用するもの	2よりも耐性菌が発生した場合のヒトへの影響が大きい薬剤	2の薬剤のうちヒト用として販売されるもの，ペネム系薬剤，第2および第4世代セファロスポリン系薬剤，抗緑膿菌ペニシリン，ピペラシリン/タゾバクタム，ホスホマイシンなど
4	差し迫った生命の危険が想定される場合のみ使用可能なもの	耐性菌が発生した場合に重大な社会的影響が発生する可能性がある薬剤	カルバペネム系薬剤，グリコペプチド系薬剤，リファンピシンなど

ある薬剤を選択することが望ましい。動物病院を対象とした検査機関では，薬剤感受性試験のセットにこれらの条件を満たす薬剤が使用されていることが多いが，おもにヒトの検体を対象としている機関では，薬剤の選択に際して十分注意する必要がある。

　薬剤感受性試験の結果は感受性（S），耐性（R）および中間（I）で表される。また，試験の方法として，院内で行うことも可能なディスク法と検査機関で行われる希釈法（MIC）とがあり，希釈法の方がより正確に生体内の条件を反映するとされる。

　培養の結果，1菌種のみが確認され，感受性のある薬剤が複数あれば，上記の選択の条件をより多く満たす薬剤を選択すれば，通常は良好な治療成績を得ることができる。再感染や再発など複雑性感染の場合は，以前使用した薬剤以外の薬剤を選択することも妥当である。2菌種以上が認められた場合，同一の抗菌剤が有効であればそれを使用する。場合によっては抗菌剤の併用も行う。臨床徴候のおもな原因となっている菌種が特定できれば，その1菌種に対して有効な抗菌剤を用いるだけで十分なことがある。また，細菌性膀胱炎では腸球菌を含む複数の細菌が混合感染をしている場合，腸球菌以外の菌を排除すれば腸球菌も消失することが多い[5]とされている。

　2菌種以上が確認される時，とくに体表や粘膜からの検体や自然排泄した尿を培養に用いた場合は，汚染に注意しなければならない。このような例では，たとえば尿の定量培養であれば10^4個/mL以上の細菌が認められたならば培養陽性とする検査機関もある。また，体表からのものを含む多くの検体では，コアグラーゼ陰性のブドウ球菌など菌種から汚染が疑われる場合もある。汚染が疑われる場合は，体表からの検体では再検査を行い，自然排尿の検体では必ず膀胱穿刺による再検査を行う。膀胱穿刺で細菌が陽性の場合，はじめて感染であ

ると結論づけられる。しかし，すでに抗菌剤による治療を開始していた場合に，細菌が確認されれば，それは第一選択薬として有効な薬剤が選択されていなかったからであり，感受性のある薬剤に変更する必要がある。細菌が陰性の場合は，もともと細菌感染でなかった可能性と第一選択薬により細菌が消失した可能性の両方が考えられるため，臨床徴候や尿沈渣などその他の検査所見から慎重に判断し，抗菌剤の使用を中止するか継続するか決定する必要がある。

参考文献

1. Greene CE, Watson ADJ (2012): Antibacterial chemotherapy. *Infectious diseases of the dog and cat* 4th eds. (Greene CE ed.), pp.283-309, Elsevier, Missouri.
2. 栗田吾郎 (2014)：合理的な抗菌剤の使用法.『伴侶動物治療指針』Vol.5 (石田卓夫 監修), pp.82-88, 緑書房, 東京.
3. Danish Small Animal Veterinary Association：Antibiotic Use Guidelines for Companion Animal Practice. https://www.ddd.dk/sektioner/hundkatsmaedyr/antibiotikavejledning/Documents/AntibioticGuidelines.pdf
4. Australian Infectious Diseases Advisory Panel：Antibiotic prescribing detailed guidelines. http://www.ava.com.au/sites/default/files/AVA_website/pdfs/AIDAP%20prescribing%20guidelines.pdf
5. Weese JS, Blondeau JM, Boothe D, et al. (2011): Antimicrobial use guidelines for treatment of urinary tract disease in dogs and cats: antimicrobial guidelines working group of the international society for companion animal infectious diseases. *Vet Med Int*. doi: 10.4061/2011/263768.

［4］ 周術期予防的抗菌剤投与

【Summary】
●手術開始のおよそ30〜60分前に点滴静注により投与を開始する。
●手術創閉鎖後2〜3時間までは有効血中濃度を持続させる。また，手術時間が長い症例では薬剤の半減期を考慮し追加投与する。
●投与期間は，清潔手術では2日以内，準清潔手術では4日以内を原則とする。
●獣医領域における外科手術では，多くは完全無菌操作を行うことが困難な状況下にあるため，ヒトでの準清潔手術としての扱いと同等に考える必要がある。
●周術期に予防的に投与される抗菌剤は，ペニシリン系薬剤やセフェム系薬剤が推奨される。

はじめに

　獣医師は感染予防と称して必要以上に抗菌薬を用いがちである。例えば，副腎皮質ステロイドを服用しているからとか，ウィルス感染であるが細菌による混合感染を防ぐからなどといったケースである。ごく一部の特殊な状況を除いては，抗菌剤の予防投与に予後を改善するエビデンスは存在せず，むしろ菌交代現象を招いて有害である。予防投与が適応となるのは，手術などの外科的侵襲，心疾患を有する患者の抜歯（感染性心内膜炎の予防）くらいである。それらのケースでも，手術や抜歯を行うときに血中濃度が最高に達している必要があるので，それぞれ，切皮時，抜歯時の1時間前に抗菌剤の投与を行う。術後や抜歯後に投与しても予防効果は得られない。外科手術の周術期予防的抗菌剤投与は，適切に行われれば手術部位感染の予防法として大変有効な手段である。予防的抗菌剤投与を成功させるには，投与する抗菌剤の選択，投与開始のタイミング，術中の追加投与法等を適正化することが必要である[1-4]。

1　周術期予防的抗菌剤投与

（1）　投与方法

　手術開始前，一般的に麻酔導入時の前（手術開始のおよそ30〜60分前）に点滴静注により投与開始する。手術中は有効血中（術野組織内）濃度を保ち，手術創閉鎖後2〜3時間までは有効血中濃度を持続させる。また，手術時間が長い症例では薬剤の半減期を考慮し追加投与する。具体的にはセファゾリンであれば手術開始後3時間で追加投与を行うべきである。

（2）　投与量・投与期間

　①投与期間は，清潔手術では2日以内，準清潔手術では4日以内を原則とする。軽症では，短期投与を心がける。手術開始前に投与を開始し，手術終了後2〜3時間まで有効血中濃度を維持することで十分な場合もある。

　ヒトにおいて，抗菌剤の予防投与については24時間以内に投与を終了しても，それ以上継続した場合と比べて効果に差はないことが証明されてきている。また予防的抗菌剤の投与を

長期間にわたって行うと，抗菌剤耐性菌の検出およびそれらの耐性菌による術後感染のリスクが増えることがしばしば報告されている。このような背景から欧米では投与期間は24時間以内，しかもそのほとんどが術中のみの投与法が広く行われている。日本感染症学会・化学療法学会でも48時間投与を24時間投与とするよう推奨している。

②予防薬の1日投与量は一般に通常の治療投与量を目安とする。易感染患者では適宜増量する。

③薬剤の半減期に応じて1日2～3回投与する。特にβ－ラクタム薬では Time above MIC（汚染菌が MIC 以上の薬剤濃度に触れる時間）を考慮し，1日の投与回数を設定する。

④汚染手術では，感染が成立していなくても，治療対象として対処する。しかし，投与期間は原則として4日以内とする。

⑤不潔／感染手術では，術前から術野に細菌汚染を認める。抗菌剤は治療として使用し，感染症の重症度に応じた用量・用法とする（敗血症患者では敗血症が改善するまで[5-8]）。

（3） 獣医領域での問題点

獣医領域における外科手術では，多くは完全無菌操作を行うことが困難な状況下にある。第一に無菌手術室（陽圧換気システムなど）を持つ施設が少ないこと，完全無菌操作は行っているが，手術室環境が完全無菌でない環境下で行われている。第二に患者側の問題で，被毛があるため皮膚の完全消毒が難しいことが挙げられる。従って，ヒトでの準清潔手術としての扱いと同等に考える必要がある。

（4） 予防薬の選択と投与の実際

清潔手術では，グラム陽性球菌が主体であることから，ペニシリン系薬剤，第1世代セファロスポリン系薬剤などが推奨される。複雑な大手術では第2世代セファロスポリン系薬剤まで用いてよい。投与期間は1日以内で十分である。準清潔手術では第1，第2世代セファロスポリン系薬剤が中心となるが，下部消化管手術では嫌気性菌の関与が大きいので，これらにも有効なセファマイシン系薬剤の追加が薦められる。投与期間は4日以内を原則とする。ホスホマイシンは患者がβ－ラクタム系薬剤にアレルギーの場合にも用いられる。また特殊な例であるが，β－ラクタム系反応性の免疫介在性疾患患者・既往歴患者の場合もホスホマイシンを選択する[9-14]。

》》 2　予防的抗菌剤使用マニュアル

①PK/PD（pharmacokinetics/pharmacodynamics）理論に基づいた効果を上げるための投与法。
- ●麻酔導入直後の初回投与（1時間前投与）。
- ●3時間以上で再投与，その後4時間ごとに追加。
- ●手術後の投与間隔は1日3回。
②予防抗菌剤短縮化。
- ●原則投与期間は通常2日間以内，清潔小手術は単回投与。
③手術別に抗菌剤を指定。

④感染手術または手術前2週間以内に他の抗菌剤が使用されている場合は，マニュアル使用対象外。

》 3 予防的抗菌剤使用のポイント

①一般，消化器手術では多くの手術で第1世代セファロスポリン系薬剤が第一選択薬となる。下部消化管手術では嫌気性菌に活性を有する第2世代セファマイシンまたはオキサセフェム系薬剤を選択。

②手術直前に投与し，長時間手術では再投与を行う。

③投与期間は術後48時間以内（第1病日まで）とする。

④投与量，投与間隔（3回／日）は治療抗菌剤と同様に行う。

⑤ハイリスク患者，ハイリスク手術でも原則特別としない。

》 4 泌尿器科手術時の周術期予防的抗菌剤投与

腸内細菌，嫌気性菌，Group G *streptococcus*，*Enterococcus* の出現を考慮し，セフメタゾール，フルオロキノロン系薬剤の追加投与も考える。

第3世代以降のセファロスポリン系薬剤などは予防的抗菌剤として使用すべきではない。スペクトラムがあまりにも広域すぎるため，菌交代を起こしメチシリン耐性ブドウ球菌や多剤耐性緑膿菌などの難治性感染症を引き起こす細菌の出現を惹起する可能性がある[4]。

参考文献

1. 品川長夫（2004）：術後感染防止のための抗菌薬選択．「The Japanese Journal of Antibiotics」，57(1): 11-30.
2. 高橋佳子：術後感染予防薬の適正使用：兵庫医科大学病院感染制御部．http://www.kipn.net/23-2-3.pdf
3. Mangram AJ, Horan TC, Pearson MK, et al. (1999); Guideline for prevention of surgical site infection, 1999. Hospital Infection Control Practices Advisory Committee. *Infect Control Hosp Epidemiol*, 20(4): 250-278.
4. 大曲貴夫（2006）：外科手術の周術期予防的抗菌薬投与について．「感染症の手引き」，http://www.kenkyuu.net/id/09.html.
5. Classen DC, Evans RS, Pestotnik SL, et al. (1992): The timing of prophylactic administration of antibiotics and the risk of surgical-wound infection. *N Engl J Med*, 326(5): 281-286.
6. No authors listed (2004): Antimicrobial prophylaxis for surgery. *Treat Guidel Med Lett*, 2(20): 27-32.
7. 日本化学療法学会臨床評価法制定委員会術後感染症予防委員会（1997）：術後感染発症阻止薬の臨床評価に関するガイドライン（1997年版）．「日化療会」45(7): 553-641.
8. 石引久弥（1985）：各科における抗生物質療法の実際外科感染症の抗生物質療法と術後感染予防抗生物質療法—臨床医のためのガイドライン—．「日本医師会雑誌」，94：166-176.
9. 谷村弘（1990）：術後感染予防の化学療法—外科領域—．「化学療法の領域」，6：2529-2534.
10. 品川長夫，真下啓二，岩井重富（2001），他：術後感染予防薬の選択基準—外科系各科アンケート成績の比

較—.「日化療会誌」, 49：551-556.

11. 品川長夫（2001）：周術期抗菌薬投与の基本的考え方—ガイドライン作成への提言—.「日化療会誌」, 49(S-B): 71-89.

12. 品川長夫：一般外科感染症におけるガイドライン (1) 総論.「化学療法の領域」, 18(S-1): 130-134.

12. Mangram AJ, T.C. Horan, M. L. Person, et al.: Guidline for prevention of surgical site infection, 1999. Hospital Infectin Control Practices Advisory Committee. Infect. Control *Hosp. Epidemiol.* 20: 250-278,1999

13. 林泉（2001）：術後感染予防薬としての抗菌薬—コンサルタント医の立場から—.「Prog. Med」, 21：659-664.

22

[5] 衛生管理

【Summary】
- 衛生的手洗い，個人用防護具，消毒，隔離が基本対策となる。
- 感染症であるか否かによらず，すべての来院動物で標準予防策を実施する。
- 病原体の感染経路に応じ，標準予防策だけでなく接触予防策や飛沫予防策を上乗せする。

病原体をもった動物は周囲に疾患を招く感染源でもあり，獣医療従事者は適切に診断・治療するのと同時に，スタッフや飼育者，周囲の動物に拡大することを防ぐ責務がある。近年，獣医療の遂行に伴う種々の感染などについて配慮されるようになり，世界保健機構（WHO）[1]の手指衛生ガイドラインに加え，アメリカにおいては National Association of State Public Health Veterinarians（NASPHV）とアメリカ疾病管理予防センター（CDC）の連携による指針が2005年[2]から現在[3]まで定期的に作成されており，ほかにカナダ[4]，オーストラリア[5]など各国で対応が協議されている。

感染制御のためには，感染源，感染経路，感受性個体の三要素を明らかとし，それらを踏まえた対策を考えなければならない。病原体の種類や状況により，感染経路は大きく接触感染，飛沫感染，空気感染（飛沫核感染）に分けられる。接触感染には，狂犬病や猫免疫不全ウイルス感染症のように直接的な接触（攻撃）を受けなければ感染成立しないものだけでなく，尿や糞便，吐瀉物などに直接，あるいは汚染された器具やタオル，ドアノブ，キーボード，電話，聴診器といった器具や周囲の環境[6,7]を介して間接に触れることによってヒト[8]や動物[6]に伝播するものがある。尿や吐瀉物は，スプラッシュ（しぶき）として空中に飛散することもあり，短距離間ではあるが時に飛沫感染を起こす。より小さな（直径5 μm 以下）飛沫核が長時間浮遊する空気感染は，おもに呼吸器感染症などでみられるが，尿や血液の検体を遠心分離する場合などにもエアロゾル化が懸念されるため，注意が必要である。獣医療従事者はレプトスピラ症のハイリスク群として知られ[9-11]，また多剤耐性菌のキャリアともなりうることなどから[12-16]，適切な対応を怠ってはならないが，飼い主についても，家族や周囲の人物に易感染性である小児や高齢者，慢性疾患患者に該当する者（compromised host）がいないかを確認し，また医療従事者がいた場合には，病原体を関連施設に持ち込まないよう注意喚起する。

本項ではまず，感染症において適用される感染防御策について概説する。次に原因となる病原体をリスク分類し，そのレベルに応じた衛生管理のあり方について指針を述べ，最後に症例が来院した際の実際の流れについてまとめる。

》》 1 感染防御策

感染症の症例に限らない一般的注意事項として，第一に汚染されやすい身なり・服装や行動を平素から避ける必要がある。たとえば，白衣はかならず前ボタンを閉め，はだけて中に着ている衣類やひるがえった生地が汚染されることがないようにする。ネクタイも汚染を拡大する要因となるため不採用とするか，定期的な洗濯を心がける[17-19]。頭髪が長ければ，垂れることがないように上部で束ねる[19]。ネイルや指輪などのアクセサリー類もなるべく装着

two-handed scoop method

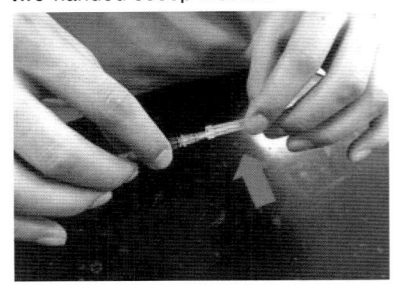

one-handed scoop technique（スクープ法）

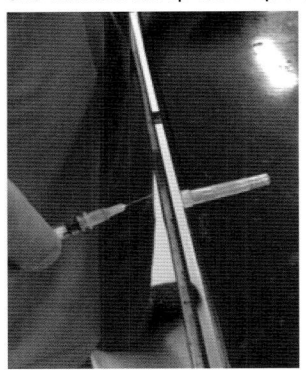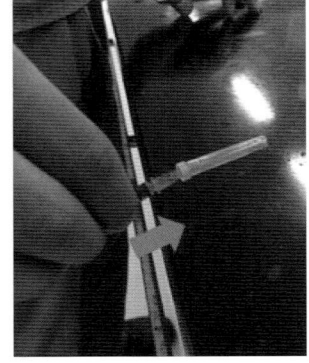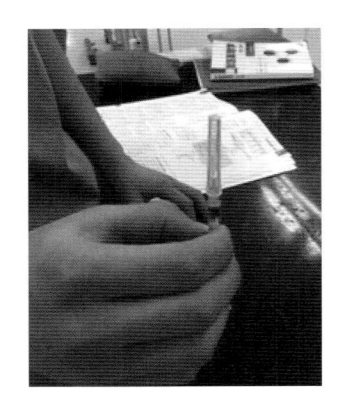

キャップを台に置き，それをすくうように被せる。

図8 リキャップ時の注意点
やむを得ずリキャップする際，two-handed scoop method では針先の延長線上に自分の手があるため，針先が
キャップに入らず指に刺さる可能性，針先がキャップに対して斜めに進入し，突き破って指に刺さる可能性があり
危険である。そのため，片手でシリンジを持ち，キャップをすくい上げる one-handed scoop technique（スクープ法）
が望ましい。

しない[19,20]。また，注射針によって動物からの血液感染を生じた例[21,22]は少ないものの，事故件数を減らすためリキャップは極力せず，やむを得ない場合にはスクープ法（**図8**）で行うようにする。不用意に受診している動物や周囲の環境表面に触れない，動物を扱うエリアで飲食しないなどの注意も必要である。

　その上で，感染症対策として強調するべき事項として，手洗いのほか，感染源となるものがヒトに直接接触するのを防ぐための個人用防護具（personal protective equipment, PPE），周囲の清掃および消毒，さらには感染動物の隔離対応が重要となる。

（1）手洗い

　日常生活においてみられるような簡易な手洗いでは，十分に皮膚表面の病原体を減らすことはできないため[23]，皮膚通過菌を接触感染の原因とならないレベルにまで減らす衛生的手洗い（hygienic handwashing）を身につけている必要がある。これには石けんと流水による方法，擦式アルコール製剤による方法の2種類（付録E参照）があり，いずれを適用するかは状況に応じて選択される。

　石けんは洗浄作用があるため，手に付着したタンパク質などの有機物を取り除くことも期

待される。固形石けんは表面に付着した病原体を伝播するおそれがあることと，長時間濡れている条件では緑膿菌などの増殖も考えられることから，液状あるいは泡状の石けんが望ましい。空になった容器に継ぎ足す場合には，一度容器の洗浄と乾燥を行い，石けんが汚染されないよう心がける。洗浄後に湿気を帯びたままの手は菌の温床となることから[24]，手洗い後には十分に乾燥させる。布タオル，温風（エアータオル），ペーパータオルなどの選択肢があるが，布タオルは汚染され感染拡大を引き起こすおそれがあるため[25]，日常的手洗いの場合にはコストをかんがみて許容されたとしても，少なくとも感染症の動物を扱う際には推奨されない。温風による乾燥は，手洗いが不十分であった場合に，病原体を吹き飛ばして周囲を汚染するという点[26,27]，定期的な機械の清掃を怠れば逆に乾燥時に汚染されるという点[28]に注意が必要である。ペーパータオルは消耗品コストが比較的高くつくものの，センサー式でない水栓であった場合にハンドルから再汚染されるのを防ぐことにもなるため，最も推奨されると考えられる[29]。皮膚表面を拭き取る作業によって菌数を減らす効果も期待されるが[29,30]，あまり強くこすると手荒れの原因になるため，やさしく押しあてるようにして，十分に乾燥するまで湿気をとる。衛生的手洗いの目的は環境中に存在する一般的な微生物まですべてなくすのではなく，皮膚表面に付着した通過菌を取り除くことであるため，手術時手洗いの場合のように，使用するペーパータオルが滅菌してある必要はない。

　擦式アルコール製剤は芽胞や原虫，寄生虫，ノンエンベロープウイルスに対しては効力が落ちるが，石けんと流水による手洗いよりも所要時間が短く，水道のない場面でも実施できるなどの利点もあり，選択される機会は多い。また，製品によっては，細菌の増殖抑制効果が3時間程度持続することも期待される[31]。ただし，皮膚表面が汚れていて有機物の存在が懸念される場合には，消毒剤としての効力を発揮できないため石けんと流水による手洗いを選択する。とくに抵抗性の強い病原体が想定されている場合には，石けんと流水による手洗いを行った後で擦式アルコール製剤を適用してもよいが[32]，実施回数が増えるにつれて手荒れの問題が生じる。手荒れを起こしている皮膚表面では菌が増殖しやすく，また不快感から手洗いが不完全になるおそれもあるため，保湿剤の使用を検討するとよい。

　NASPHV[3]で示された衛生的手洗いを実施するタイミングをまとめると，①便，体液，嘔吐物，滲出液そのものに接触した後，②それらに汚染されたものに接触した後，③動物がいるエリアの環境表面に接触した後，④手袋をはずした後，また⑤各動物あるいは同腹子など同条件の個体集団の診察を終え，次の診察を行う前にも行うこととしている。業務が忙しいと手洗いがおろそかになりがちであるため[33]，適切に実施される工夫が各施設ごとに必要となる。

（2）個人用防護具

　手袋はかならずしも通常の診察や処置，採血などの際に常時必要なものではないが，手に傷がある場合には，皮膚バリアの破綻により感染リスクが上昇するため装着することが望ましい。尿などに触れる可能性のある場合，汚染された機器やケージ，周囲の環境表面を掃除する場合，汚れた洗濯物を扱う場合などにも装着する。無菌操作ではなく感染防御が目的であるため，滅菌した手袋である必要はない。交差汚染を防ぐため，手袋は汚染に関わる手技を終えたらすぐ，あるいは動物ごとに交換し，再利用してはならない。そして手袋の脱着後にはかならず衛生的手洗いを行う。これは手袋と皮膚の間に形成された密閉空間が菌の増殖

に適した環境であるという理由のほか，気がつかないうちに手袋に穴が開いて皮膚が汚染されている可能性，脱着時に手袋の汚染箇所に触れてしまう可能性があるためである[34]。

　手袋のほか，接触予防策が必要な症例においては，動物のいるエリア（犬舎）に入る前にガウンあるいはエプロンを着用し，そのエリアから出る際には脱ぐようにする。飛沫感染が想定されれば，目，鼻，口を守るためサージカルマスク，ゴーグル，フェースシールドを装着するが，空気感染の懸念がなければ，N95マスクを使用する必要性は小さい。

（3）消毒

　感染制御のための環境整備には，適切な清掃と消毒が重要である。芽胞や真菌，ノンエンベロープウイルスを除く多くの病原体は，一般的な消毒法で対応可能である。たとえば，床やケージ，ドアノブなどの環境表面に対してはアルコールやクロルヘキシジン，次亜塩素酸ナトリウムを，消毒薬が適用しにくい洗濯物に対しては熱水（80℃ 10分間）が選択できる。スチーム[35]や殺菌灯[36]も有効であると考えられるが，高温蒸気や紫外線の届かない箇所が生じないよう注意する。空間除菌については，薬剤散布の安定性および安全性に難があることから推奨されない。

　接触頻度の多い診察台やケージは動物ごとに消毒を行う。消毒対象に向けて消毒剤を強く噴きつけると病原体が舞い上がり，またエアロゾルとなった消毒剤自体が生体に悪影響を及ぼすおそれがあることから，スプレーでの使用には注意を要する。対象となる環境表面全体に消毒剤の層が形成される程度の量を滴下し，病原体が不活化されるまで待ってから拭き取らなければならない。ケージの留め金や金網で清拭が難しい箇所があれば消毒槽に浸漬するのもよいが，次亜塩素酸ナトリウムではときに金属腐食性が問題となる。

　聴診器[37-39]，キーボード[39,40]，ドアノブ，シンク，蛇口[41]なども接触頻度が高いため，汚染された都度，あるいは定期的に消毒する必要がある。一方，壁や天井などの接触機会が少ない環境表面では，明らかな汚染があった場合を除き消毒の必要はなく，定期的な清掃のみを行う。床面の消毒はヒトの医療機関では緩和されているが，動物病院では犬や猫が舐めることも想定されるため，一般的手順による清掃に加え，モップなどを用いた消毒を行うことが望ましい。

（4）隔離

　感染症の拡大を防ぐためには，感受性のある動物が病原体と接する機会を最小限とする隔離策を採る。診察している動物で感染症が疑われた場合，その動物の移動はなるべく控え，想定された病原体によっては，病原体が確定しないうちから隔離エリアを設定し，そこに収容する。隔離エリアとしては隔離室が望ましいが，隔離室が用意できない場合にも，ヒトや動物があまり通らない場所を選び，尿の飛散を防ぐため床面に近い場所に収容するなどの配慮が望ましい。移動式ケージに収容して床面に置いてもよいが，尿道カテーテルを使用する際に尿バッグが床に直接置かれないよう，また動物より低い位置になるよう工夫する必要がある[42]。

　設定した隔離エリアの入口あるいは周囲，収容したケージには，感染のおそれがあることを明記し，スタッフに注意喚起する。隔離エリア内では病原体ごとに手袋，ガウンなど適切なPPEを使用し，すぐに衛生的手洗いを行えるようにする。床の汚染が問題になるようであ

れば，出口に消毒槽あるいはフットマット[43-45]を設置するとよいが，定期的な交換など，管理が難しければシューズカバーを使用する。各種器具や食器，タオルも使い棄てが望ましいが，再利用するのであれば，隔離エリアから運び出す際に周囲を汚染することがないよう，全体を覆うことのできる容器を用意する。

隔離エリアでの作業を行う者や医療器具は専属とするのが理想であるが，他の動物の処置もある場合には，隔離エリアでの作業を最後にすることで，感染が拡大する可能性を小さくする。同じ病原体による感染症が続いた場合には，個別隔離ができなければ同じ隔離エリアに収容することも容認されるが，その際に作業を行うのも同一のスタッフとする。

》 2　病原体ごとのリスク分類と対策

経費や時間を含む各種コストによる制限から，すべての感染症に対して厳重な PPE を用い，完全な個別隔離を行うことは現実的ではないため，病原体のリスクに応じた適切なレベルの対応を策定する。したがって，ここまで述べてきた各感染防御策のうちから，すべての来院動物に適用されるもの（標準予防策 standard precaution）と，病原体の種類に応じてそれに上乗せして実施するもの（感染経路別予防策 transmission-based precaution）とに分けて考える。状況により病原体の分類は変化するものであり，ときにより慎重な対応をとることが望まれるが，一般細菌・真菌であれば標準予防策，多剤耐性菌であれば標準予防策に加えて接触予防策，エアロゾルが問題になる病原体ではさらに飛沫予防策も上乗せ実施する。これらに応じた感染防御策は，病原体が確定した時点で初めて実施するのではなく，それぞれが疑われた時点ですみやかに実施しなければならない。いずれの病原体が関与しているか悩まれる場合には，より厳重なほうの感染防御策を選択する。

（1）一般細菌・真菌（標準予防策）

大腸菌やブドウ球菌など一般細菌および真菌は，多くは常在菌が宿主側の要因により過剰増殖したものであり，その病原体が存在するからといってかならずしも疾患を引き起こすものではない。そのため，濃厚接触が避けられれば，特殊な感染経路対策はなくともよく，来院動物一般と共通の標準予防策を遵守する。

すなわち，尿や血液，粘膜に触れる可能性があれば事前に手袋を着用するが，通常の処置に必須ではない。予期せずそれらに接触してしまった後，動物および周辺の環境表面に触れた後，手袋の脱着後には衛生的手洗いを行う。また，汚れた動物を抱き上げる可能性があれば，エプロンあるいはガウンの着用も推奨される。これらの罹患動物を入院治療する際にも隔離の必要性は低い。

（2）多剤耐性菌（標準予防策＋接触予防策）

多剤耐性菌は健康なヒトおよび動物に対してただちに被害をもたらすものではないが，ひとたび感染が成立した場合には治療が困難であり，また耐性の拡大が続けば抗菌剤の選択肢が将来的に狭まるおそれもあることから，周囲の人物や一般環境に定着する可能性をできるだけ低くする必要がある。グラム陽性の多剤耐性菌としてはメチシリン耐性黄色ブドウ球菌（MRSA）類，グラム陰性では基質特異性拡張型 β ラクタマーゼ（ESBL）産生菌が代表的

である。緑膿菌は現状で自然耐性が主体であり，公衆衛生上の問題となっているフルオロキノロン，アミノグリコシド，カルバペネム耐性株はあまり検出されていないが[46]，治療の選択肢が少ないこと，将来的な耐性獲得が懸念されることから，その他の多剤耐性菌と同様に対応することが望ましい。

感染源となる汚染物への接触感染が感染拡大の主体であるため，標準予防策に加えた感染経路別予防策として接触予防策を行う。動物病院内での対応時には常に手袋，ガウンあるいはエプロンを着用する。入院治療する際には隔離対応が望ましい。また，周囲で類似した症例があった場合，該当菌の伝播を疑い，早めに細菌同定・薬剤感受性試験を実施するべきである。

自宅に易感染性者の家族がおらず，動物の全身状態が良好であれば通院治療も支持されるが，飼い主が自宅での感染防御策を遵守できることが条件となる。家族もまた動物や周辺環境に触れる前に手袋を着用し，再利用してはならない。手袋の脱着後や，汚染された可能性があった後には衛生的手洗いを実施するべきであるが，その手順を説明する際には，適切に実施できるか実際にやってみさせたほうがよい。自宅で動物を抱き上げるような接触機会がないのであれば，エプロンやガウンまでは必要ないかもしれないが，足もとにすり寄ってくることも想定し，汚染された衣類を適切に消毒する方法も伝える。市販品の入手しやすい次亜塩素酸ナトリウムがよいが，脱色が問題になるなら熱湯消毒も選択できる。

（3）レプトスピラ（標準予防策 + 接触予防策 + 飛沫予防策）

動物からヒトに飛沫感染を起こす可能性のある病原体として，レプトスピラが挙げられる。実際に発症にいたる例は多くなく，不顕性感染が主であると考えられるが[47]，尿や血液から経皮あるいは経口的に，さらに時にはエアロゾルとして伝播し，発症すれば致命的な人獣共通感染症を引き起こすという病原性の強さから，それぞれの感染経路に対する厳重な対策が求められる。

感染経路別予防策としてさらに厳密な接触予防策を行い，近くで罹患動物が排尿し，尿のエアロゾルが発生した場合のことも考え，飛沫予防策も行う。したがって，動物に近づく際には手袋やエプロン，ガウンに加え，サージカルマスクもかならず着用し，離れる際には脱着する。また，感染初期においては血液による感染も示唆されるため，尿検体だけでなく血液検体の扱いにも注意し，エアロゾルが発生しうる検査手技の際にもサージカルマスクを用いる。

診療している動物でレプトスピラ感染が疑われたら，その時点でレプトスピラ症とみなした感染防御策を実施し，以降の診断・治療はほかの動物から隔離した状態で進める。レプトスピラ症の暫定診断が否定されるか，動物の状態が安定し，自宅における感染防御策が整うまで隔離態勢を解除してはならない。

》 3　対応の実際

ここまで述べた感染防御策を病原体ごとにまとめると**表8**のようになる。ただし，受診した動物がどの病原体による尿路感染症であるかということは，その時点では定かでなく，泌尿器系の疾患であるかどうかさえ不明であることも多い。どのような主訴であれ，受診した

表8　病原体ごとの感染防御策

病原体	感染防御策	手袋・ガウン	マスク	隔離
一般細菌・真菌	標準予防策	不要	不要	不要
多剤耐性菌	標準予防策＋接触予防策	必要	不要	望ましい
レプトスピラ	標準予防策＋接触予防策＋飛沫予防策	必要	必要	必要

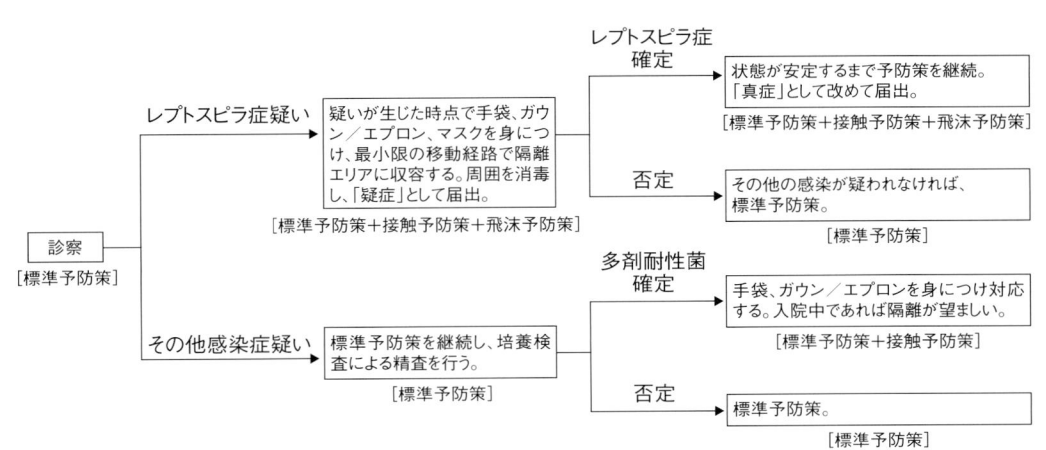

図9　感染症の対応フロー

動物にはいずれも標準予防策による対応をとり，特定の疾患が疑われるにしたがって対策を上乗せさせていくという，基本を忘れてはならない。

　図9に受診に続く対応フローを挙げるが，具体的手順は各施設により異なるため，院内ルールとして手順書を作成する必要がある。感染制御においては，スタッフ全員が定められた方法を遵守することが重要であり，そのうち1人がそれを破っただけでも周囲にリスクを生じさせることから，手順書が実用的か定期的に見直し，衛生に関するスタッフ教育を実施する姿勢が望ましい。

参考文献

1. World Health Organization (2009): WHO guidelines on hand hygiene in health care: first global patient safety challenge clean care is safer care. pp.1-262, World Health Organization, Geneva.

2. National Association of State Public Health Veterinarians (2005): Compendium of measures to prevent disease associated with animals in public settings. *MMWR Recomm Rep*, 54(RR-4): 1-12.

3. Williams CJ, Scheftel JM, Elchos BL, et al. (2015): Compendium of veterinary standard precautions for zoonotic disease prevention in veterinary personnel: national association of state public health veterinarians: veterinary infection control committee 2015. *J Am Vet Med Assoc*, 247(11): 1252-1277.

4. Canadian Committee on Antibiotic Resistance (2008): Infection prevention and control best practices for small animal veterinary clinics. http://www.designit.ca/ccar/english/pdfs/GuidelinesFINALDec2008.pdf

5. Australian Veterinary Association (2013): Guidelines for veterinary personnel biosecurity. http://www.ava.com.au/sites/default/files/AVA_website/pdfs/Biosecurity%20Guidelines%202013%20FINAL.pdf.

6. Ghosh A, KuKanich K, Brown CE, et al. (2012): Resident cats in small animal veterinary hospitals carry multi-drug resistant enterococci and are likely involved in cross-contamination of the hospital environment. *Front Microbiol*, 3: 1-14.

7. KuKanich KS, Ghosh A, Skarbek JV, et al. (2012): Surveillance of bacterial contamination in small animal veterinary hospitals with special focus on antimicrobial resistance and virulence traits of enterococci. *J Am Vet Med Assoc*, 240(4): 437-445.

8. Casewell M, Phillips I (1977): Hands as route of transmission for Klebsiella species. *Br Med J*, 2(6098): 1315-1317.

9. Whitney EAS, Ailes E, Myers LM, et al. (2009): Prevalence of and risk factors for serum antibodies against Leptospira serovars in US veterinarians. *J Am Vet Med Assoc*, 234(7): 938-944.

10. Simón MC, Ortega C, Alonso JL, et al. (1999): Risk factors associated with the seroprevalence of leptospirosis among students at the veterinary school of Zaragoza University. *Vet Rec*, 144(11): 287-291.

11. James A, Siele K, Harry N, et al. (2013): Serological evidence of exposure to Leptospira spp. in veterinary students and other university students in Trinidad and Tobago. *Interdiscip Perspect Infect Dis*, 2013 : 719049.

12. Ishihara K, Shimokubo N, Sakagami A, et al. (2010): Occurrence and molecular characteristics of methicillin-resistant *Staphylococcus aureus* and methicillin-resistant *Staphylococcus pseudintermedius* in an academic veterinary hospital. *Appl Environ Microbiol*, 76(15): 5165-5174.

13. Cristina RT, Degi J (2013): Multiresistant *Staphylococcus intermedius* isolated from otitis externa in dogs and them human owners – a practical approach. *African J Pharm Pharmacol*, 7(20): 1351-1356.

14. Garbacz K, Zarnowska S, Piechowicz L, et al. (2013): Staphylococci isolated from carriage sites and infected sites of dogs as a reservoir of multidrug resistance and methicillin resistance. *Curr Microbiol*, 66(2):169-173.

15. Paterson GK, Harrison EM, Murray GGR, et al. (2015): Capturing the cloud of diversity reveals complexity and heterogeneity of MRSA carriage, infection and transmission. *Nat Commun*, 6 : 6560.

16. Garcia-Alvarez L, Dawson S, Cookson B, et al. (2012): Working across the veterinary and human health sectors. *J Antimicrob Chemother*, 67(SUPPL.1): 37-49.

17. Lopez PJ, Ron O, Parthasarathy P, et al. (2009): Bacterial counts from hospital doctors' ties are higher than those from shirts. *Am J Infect Control*, 37(1): 79-80.

18. Weber RL, Khan PD, Fader RC, et al. (2012): Prospective study on the effect of shirt sleeves and ties on the transmission of bacteria to patients. *J Hosp Infect*, 80(3): 252-254.

19. Department of Health (2010): Uniforms and workwear: guidance on uniform and work wear policies for NHS employers. http://www.nric.org.uk/node/54027.

20. Trick WE, Vernon MO, Hayes RA, et al. (2003): Impact of ring wearing on hand contamination and comparison of hand hygiene agents in a hospital. *Clin Infect Dis*, 36(11): 1383-1390.

21. Lin JW, Chen CM, Chang CC (2011): Unknown fever and back pain caused by *Bartonella henselae* in a veterinarian after a needle puncture: a case report and literature review. *Vector Borne Zoonotic Dis*, 11(5): 589-591.

22. Oliveira AM, Maggi RG, Woods CW, et al. (2010): Suspected needle stick transmission of *Bartonella vinsonii* subspecies *berkhoffii* to a veterinarian. *J Vet Intern Med*, 24(5): 1229-1232.

23. 城生弘美, 志自岐康子, 金 壽子, 他 (1999): 手指表在菌の日常的手洗い方法および手の乾燥時間による除去効果の比較検討.「東京保健科学学会誌」, 1(2): 167-170.

24. Patrick DR, Findon G, Miller TE (1997): Residual moisture determines the level of touch-contact-associated bacterial transfer following hand washing. *Epidemiol Infect*, 119(3): 319-325.

25. 稲垣早穂, 貞金 望, 古川ななみ, 他 (2016): 飼育動物診療施設における衛生的手洗い後の手指乾燥法についての検討.「日本動物看護学会誌」, 21: 47.

26. Best EL, Parnell P, Wilcox MH (2014): Microbiological comparison of hand-drying methods: the potential for contamination of the environment, user, and bystander. *J Hosp Infect*, 88(4): 199-206.

27. Kimmitt PT, Redway KF (2016): Evaluation of the potential for virus dispersal during hand drying: a comparison of three methods. *J Appl Microbiol*, 120(2): 478-486.

28. 木村 聡, 相澤寿子, 増山智子, 他 (2009): 病院における手指温風乾燥機とトイレ環境の細菌汚染調査.「日本環境感染学会誌」, 24(1): 21-26.

29. Huang C, Ma W, Stack S (2012): The hygienic efficacy of different hand-drying methods: a review of the evidence. *Mayo Clin Proc*, 87(8): 791-798.

30. 池原弘展, 山本恭子, 茅野友宣 (2011): 石けん手洗い後にペーパータオルを用いた乾燥方法の除菌効果の検討.「兵庫県立大学看護学部・地域ケア開発研究所紀要」, 18: 1-9.

31. Sparksman KP, Knowles TG, Werrett G, et al. (2015): A preliminary study on the use and effect of hand antiseptics in veterinary practice. *J Small Anim Pract*, 56(9): 553-559.

32. Paulson DS, Fendler EJ, Dolan MJ, et al. (1999): A close look at alcohol gel as an antimicrobial sanitizing agent. *Am J Infect Control*, 27(4): 332-338.

33. Nakamura RK, Tompkins E, Braasch EL, et al. (2012): Hand hygiene practices of veterinary support staff in small animal private practice. *J Small Anim Pract*, 53:155-160.

34. Hansen ME, McIntire DD, Miller GL (1992): Occult glove perforations: frequency during interventional radiologic procedures. *Am J Roentgenol*, 159(1): 131-135.

35. Wood CL, Tanner BD, Higgins LA, et al. (2014): Effectiveness of a steam cleaning unit for disinfection in a veterinary hospital. *Am J Vet Res*, 75(12): 1083-1088.

36. Boyce JM (2016): Modern technologies for improving cleaning and disinfection of environmental surfaces in hospitals. *Antimicrob Resist Infect Control*, 5(1): 10.

37. Schroeder A, Schroeder MA, D'Amico F (2009): What's growing on your stethoscope? (and what you can do about it). *J Fam Pract*, 58(8): 404-409.

38. Longtin Y, Schneider A, Tschopp C, et al. (2014): Contamination of stethoscopes and physicians' hands after a physical examination. *Mayo Clin Proc*, 89(3): 291-299.

39. Murphy CP, Reid-Smith RJ, Boerlin P, et al. (2010): *Escherichia coli* and selected veterinary and zoonotic pathogens isolated from environmental sites in companion animal veterinary hospitals in southern Ontario. *Can Vet J*, 51(9): 963-972.

40. Bender JB, Schiffman E, Hiber L, et al. (2012): Recovery of staphylococci from computer keyboards in a veterinary medical centre and the effect of routine cleaning. *Vet Rec*, 170(16): 414.

41. Costa D, Bousseau A, Thevenot S, et al. (2015): Nosocomial outbreak of *Pseudomonas aeruginosa* associated with a drinking water fountain. *J Hosp Infect*, 91(3): 271-274.

42. Nakamura RK, Tompkins E (2012): Nosocomial infections. *Compend Contin Educ Vet*, 34(4): E1-E10; quiz E11.

43. Dunowska M, Morley PS, Patterson G, et al. (2006): Evaluation of the efficacy of a peroxygen disinfectant-filled footmat for reduction of bacterial load on footwear in a large animal hospital setting. *J Am Vet Med Assoc*, 228(12): 1935-1939.

44. Morley PS, Morris SN, Hyatt DR, et al. (2005): Evaluation of the efficacy of disinfectant footbaths as used in veterinary hospitals. *J Am Vet Med Assoc*, 226(12): 2053-2058.

45. Amass SF, Arighi M, Kinyon JM, et al. (2006): Effectiveness of using a mat filled with a peroxygen disinfectant to minimize shoe sole contamination in a veterinary hospital. *J Am Vet Med Assoc*, 228(9): 1391-1396.

46. 露木勇三, 金杉飛里, 中澤紗耶香, 他 (2015): 当施設における尿培養検出細菌と薬剤感受性率について.「第158回日本獣医学会学術集会講演要旨集」: 396.

47. Phraisuwan P, Whitney EA, Tharmaphornpilas P, et al. (2002): Leptospirosis: skin wounds and control strategies, Thailand, 1999. *Emerg Infect Dis*, 8(12): 1455-1459.

第2章 膀胱炎と前立腺炎の発生状況

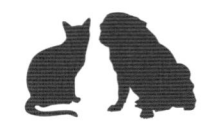

【Summary】
- 保険データから見る犬の膀胱炎の有病率は2.6%であり，年齢とともに上昇する。
- 猫の膀胱炎有病率は4.2%であり，成猫では年齢による変化はみられない。
- 膀胱炎の有病率は犬では雄よりも雌で多く，猫では雌よりも雄で多い。
- 膀胱炎が多い犬種はパグ，コーギー，フレンチ・ブルドッグである。

はじめに

　犬と猫の膀胱炎は発生頻度の高い疾患であり，危険因子や予後情報などの疫学的な知見は診断の優先順位を検討する上でも有用な知見となり得る。本章では，犬と猫の膀胱炎および前立腺炎の国内外の疫学情報について概説する。国内の疫学については，アニコムのペット保険データを利用しているが，保険請求上，動物病院に配布している傷病名一覧には「尿路感染症」はなく，「膀胱炎」に包括されている。そのため，本章では膀胱炎が支払い理由となる保険請求情報から，その発生状況を分析した。

1　犬と猫の膀胱炎：尿路感染症の疫学情報（頻度・性差・犬種・季節性など）

　犬の膀胱炎は発生頻度が高く，臨床現場でよく遭遇する疾患である。膀胱炎のおもな原因である尿路感染症（Urinary Tract Infections: UTIs）で最も多いのは細菌性[1]であり，UTIs の多くを占める細菌病原体は腸管もしくは陰部や包皮などの周辺皮膚からの逆行性・上向性に膀胱内に侵入する。5 〜 27%の犬は一生のうちでUTIs を経験するという報告もある[2-4]。明らかな基礎疾患が認められない単純性と基礎疾患を有する複雑性とに分類される。過去の報告では雄よりも雌に多い（尿培養検査では雄の陽性29%に比べ雌は37%[5]）といわれているが，品種や年齢等の影響などの疫学情報は十分ではない。

　猫では細菌性のUTIs は珍しい。とくに若い猫では発症は少ないが[6,7]，年齢と共にリスクは増加する[8,9]。

2　保険データからみる日本の犬と猫の膀胱炎の発生頻度

　海外においては，尿路感染症および膀胱炎などの疫学調査結果の報告は多少あるものの，日本における大規模な疫学調査はない。今回，ペット保険データを二次利用し，犬と猫の発生頻度を算出した。なお，データはアニコム損保の支払いデータを基にしているが，現在国内での犬・猫のペット保険加入率は約5％といわれており，保険加入動物のバイアス（飼い主の意識，動物病院へのアクセシビリティ，地域，年齢など）に考慮してお読みいただきたい。解析対象としたデータは2008年4月1日から2014年3月31日までの6年間に保険の契約を

開始もしくは更新した契約 2,521,887 件および膀胱炎での請求 250,826 件である。個体ごとの膀胱炎での請求の回数および治療期間，保険金の割合などを集計し，その構成を分析した。また，2013年度の1年間に契約を開始した犬 478,285 頭および猫 67,197 頭について犬または猫全体および年齢・性別・品種別の契約頭数を分母に，契約期間中1回以上膀胱炎で請求があった犬または猫の頭数を分子として年間有病率（以下有病率とする）を算出した。

（1）泌尿器疾患の中の膀胱炎の割合

泌尿器疾患と分類された請求の疾患内訳を図1に示した。犬の膀胱炎は37%を占めており，尿路系の中でも最も頻度が高い疾患であることがわかる。猫においても腎不全に次いで24%を占めている。

（2）犬の性別膀胱炎有病率

犬の膀胱炎の有病率は全体で 2.6% であった。また性別で比較すると雄が 2.0%，雌が 3.3% と，雌が有意に高いことが分かる（図2）。

（3）犬の年齢別膀胱炎有病率

犬の膀胱炎の有病率を年齢別に算出した。0歳では 0.9% であり加齢に伴い有病率は上昇する（図3）。

（4）犬の品種別膀胱炎有病率

犬の膀胱炎の有病率を品種別に算出し，契約頭数が 1,000 頭以上の人気の 31 品種を図4に示した。

最も有病率が高いパグでは 6.7% であり，上位には短頭種や尿石症の好発品種が高い有病率を示した（参照：尿石症の品種別データ：アニコム家庭どうぶつ白書 2011　p.53　https://www.anicom-page.com/hakusho/book/pdf/book_111121.pdf#page=55）。短頭種などは品種特有の座位姿勢がよくみられ，そのような行動も影響している可能性がある。

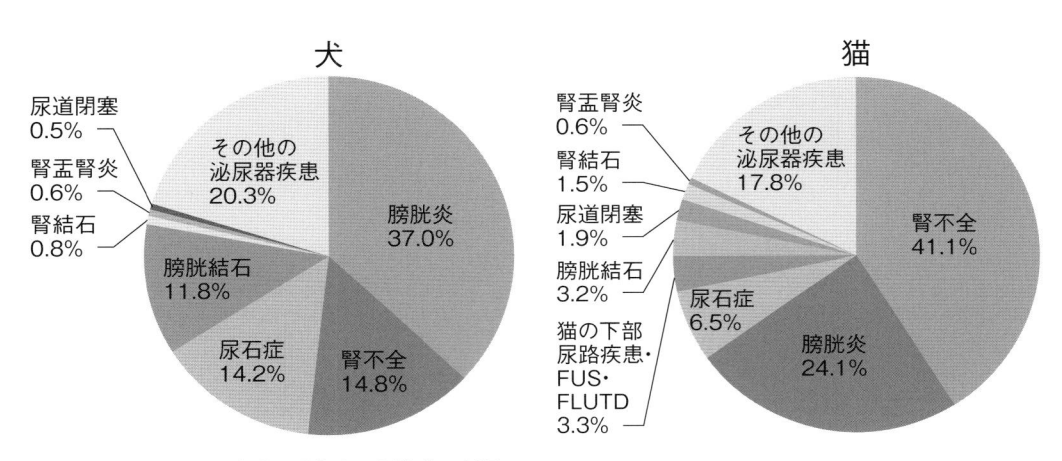

図1　犬・猫の泌尿器疾患と分類された請求の内訳

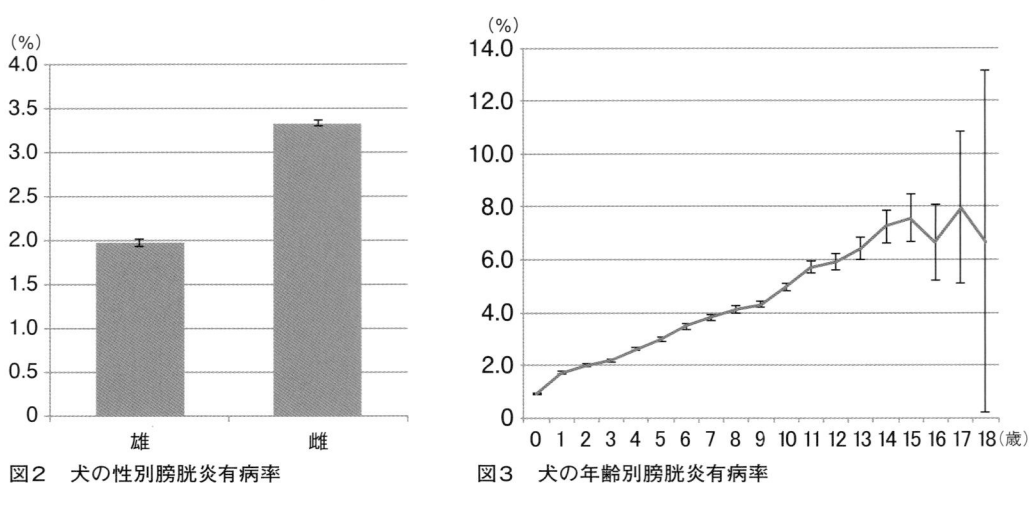

図2　犬の性別膀胱炎有病率

図3　犬の年齢別膀胱炎有病率

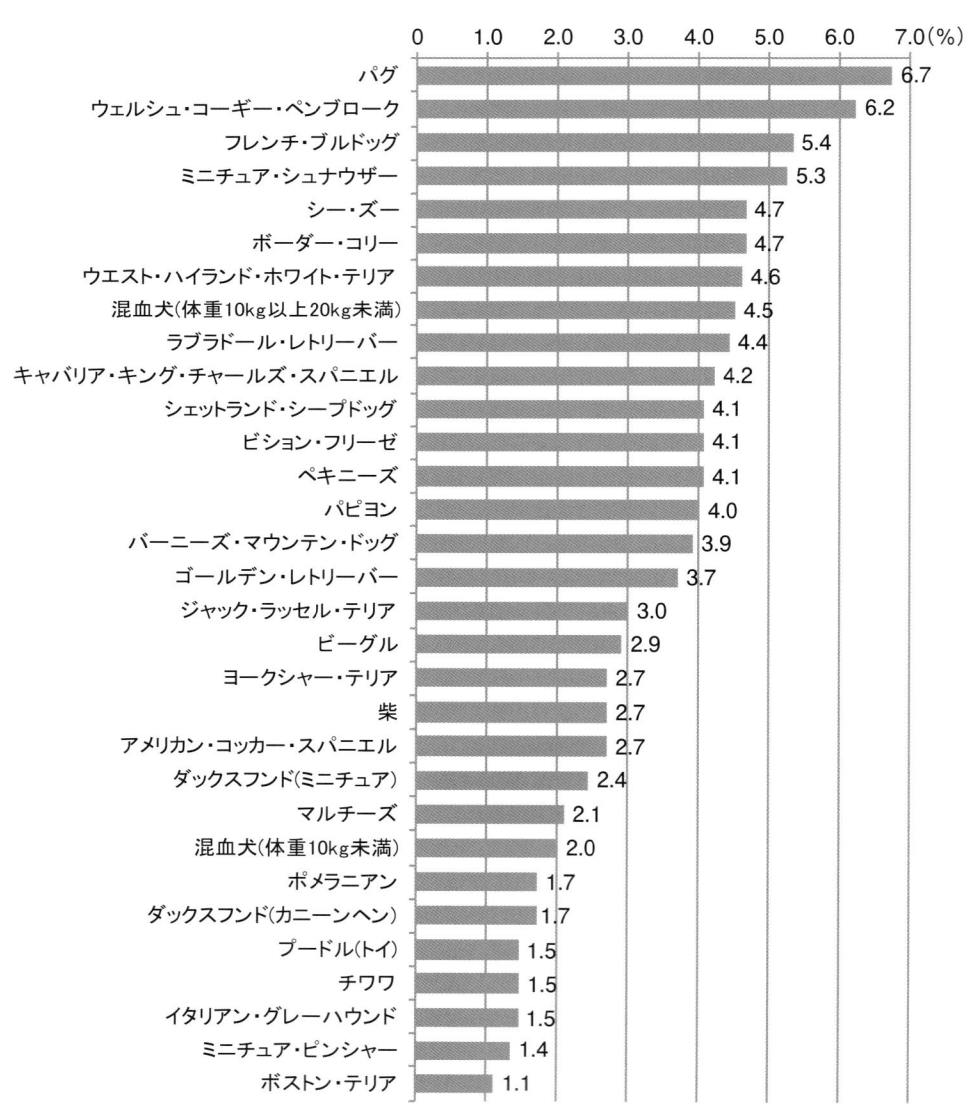

品種	(%)
パグ	6.7
ウェルシュ・コーギー・ペンブローク	6.2
フレンチ・ブルドッグ	5.4
ミニチュア・シュナウザー	5.3
シー・ズー	4.7
ボーダー・コリー	4.7
ウエスト・ハイランド・ホワイト・テリア	4.6
混血犬(体重10kg以上20kg未満)	4.5
ラブラドール・レトリーバー	4.4
キャバリア・キング・チャールズ・スパニエル	4.2
シェットランド・シープドッグ	4.1
ビション・フリーゼ	4.1
ペキニーズ	4.1
パピヨン	4.0
バーニーズ・マウンテン・ドッグ	3.9
ゴールデン・レトリーバー	3.7
ジャック・ラッセル・テリア	3.0
ビーグル	2.9
ヨークシャー・テリア	2.7
柴	2.7
アメリカン・コッカー・スパニエル	2.7
ダックスフンド(ミニチュア)	2.4
マルチーズ	2.1
混血犬(体重10kg未満)	2.0
ポメラニアン	1.7
ダックスフンド(カニーンヘン)	1.7
プードル(トイ)	1.5
チワワ	1.5
イタリアン・グレーハウンド	1.5
ミニチュア・ピンシャー	1.4
ボストン・テリア	1.1

図4　犬の品種別膀胱炎有病率

（5）犬の膀胱炎の診療期間

　全契約期間において，膀胱炎での初請求から最終の請求までの期間を膀胱炎での診療期間とし，その割合を頭数および保険金にて集計した。初診のみ（診療回数が1回）の症例は32.5%，2日以上2週間以内の症例が約18.1%であった。1年以上経過している症例（継続診療・再発症例を両方含む）については，20.5%存在しており，保険金に占める割合では53.8%にも及んでいた。

（6）犬の膀胱炎の月別診療回数

　犬の膀胱炎での請求件数を月別に集計したところ,明らかな季節性は認められなかった（図5）。
　2月に関しては日数の影響でやや件数の減少がみられる。

（7）猫の膀胱炎の疾患頻度

　2013年度に契約を開始した猫67,197頭の膀胱炎での請求データから，有病率を算出した。全体の有病率は4.2%であり，性別には犬と異なり雄が有意に高かった（図6）。
　また年齢別には0歳では低いが，成猫ではほぼ一定の5%近い値で推移した（図7）。

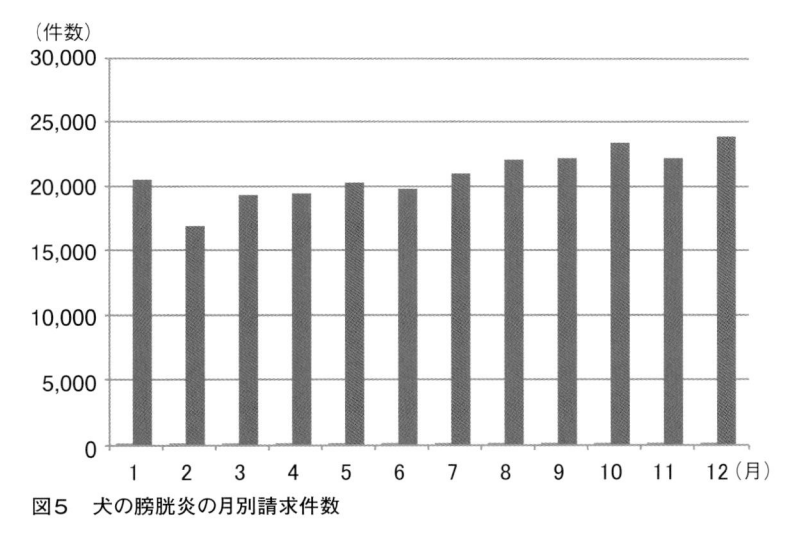

図5　犬の膀胱炎の月別請求件数

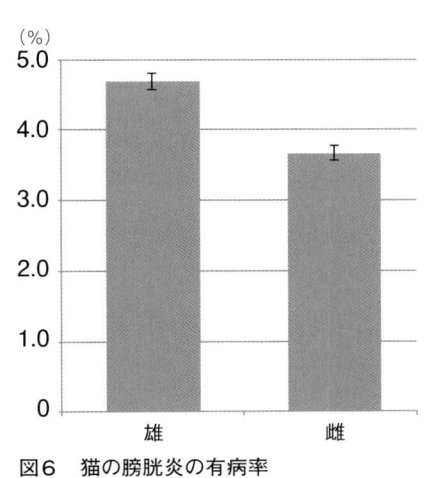

図6　猫の膀胱炎の有病率

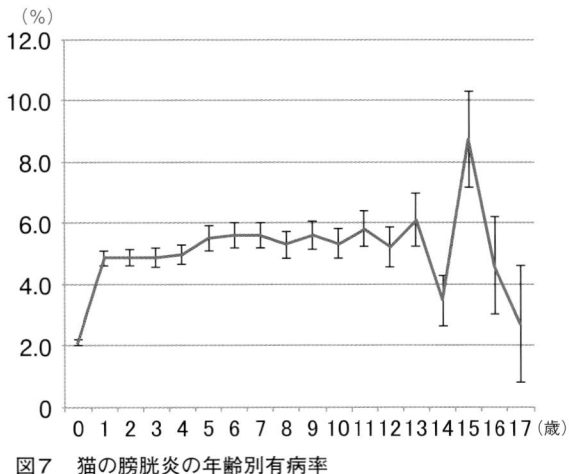

図7　猫の膀胱炎の年齢別有病率

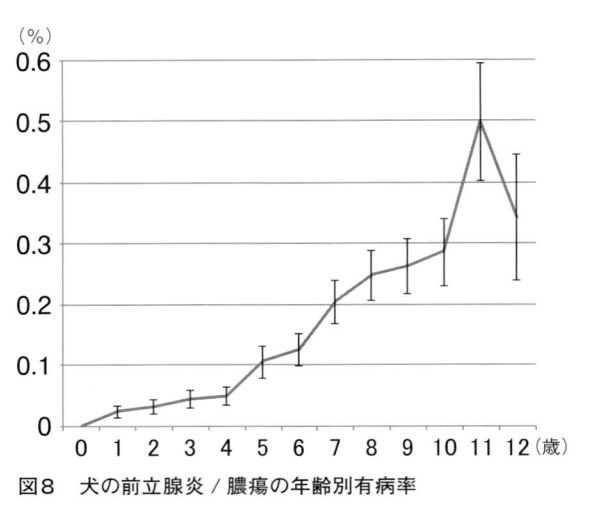

図8 犬の前立腺炎／膿瘍の年齢別有病率

≫ 3　犬の前立腺疾患

　2013年度に契約を開始した犬の前立腺炎／膿瘍での請求データから，有病率を算出すると，全年齢では0.1％であった（分母は雄の契約のみ）。**図8**には年齢別の有病率を示している。０歳時点では０％であり，年齢とともに有病率も増加しており，膀胱炎と同様の傾向を示した。

≫ 4　リスク因子

　UTIs のリスク因子としては先天的な尿路の構造異常によるものや，移行上皮がん発症犬の膀胱内の粘膜防御や尿の pH 等の性状の変化により易感染性になる[11] ことなどが報告されている。また，2016年，Wynn らにより肥満が無症候性の尿路感染症を誘発するという報告があった。肥満による関節炎や関節の痛みなどにより排尿頻度が減少し，感染の機会が増える。皮膚のしわが増加することにより尾の基部や会陰部などの皮膚感染および尿路への侵入リスクも上昇するとされている[12]。その他のリスク因子を**表1**に示した。このようなリスク因子の有無をあらかじめ把握しておくことや，難治性の膀胱炎の場合には改めて基礎疾患が潜んでいないか全身状態の精査を進める必要があると考えられる。

表1　細菌性膀胱炎のリスクファクター[13]

・膀胱結石や腫瘍を含む膀胱の異常
・先天的および後天的な下部尿路の構造的異常
・糖尿病やクッシング症候群等を含む希釈尿の原因となる身体的状態
・グルココルチコイドを含む免疫抑制剤
・排尿異常：尿閉（身体的および機能的異常），尿失禁，外陰部の異常
・菌血症
・前立腺炎，膣炎，子宮蓄膿症，腎盂腎炎
・尿路カテーテル手技（とくに留置カテーテル）
・会陰尿道瘻形成術

参考文献

1. Smee N, Loyd K, Grauer G (2013): UTIs in small animal patients: part 1: etiology and pathogenesis. *J Am Anim Hosp Assoc*, 49(1):1-7.

2. Ling GV (1984): Therapeutic strategies involving antimicrobial treatment of the canine urinary tract. *J Am Vet Med Assoc*, 185(10):1162-1164.

3. Bush BM (1976): A review of the aetiology and consequences of urinary tract infections in the dog. *Br Vet J*, 132(6): 632-641.

4. Kivistö AK, Vasenius H, Sandholm M (1977): Canine bacteruria. *J Small Anim Pract*, 18(11): 707-712.

5. Ling GV, Norris CR, Franti CE, et al. (2001): Interrelations of organism prevalence, specimen collection method, and host age, sex, and breed among 8,354 canine urinary tract infections (1969–1995). *J Vet Intern Med*, 15(4): 341-347.

6. Kruger JM, Osborne CA, Goyal SM, et al. (1991): Clinical evaluation of cats with lower urinary tract disease. *J Am Vet Med Assoc*, 199(2): 211-216.

7. Buffington CA, Chew DJ, Kendall MS, et al. (1997): Clinical evaluation of cats with nonobstructive urinary tract diseases. *J Am Vet Med Assoc*, 210(1): 46-50.

8. Bartges J, Blanco L (1999): Bacterial urinary tract infections in cats. *Current veterinary therapy* XIII. 13th eds. (Bonagura J, ed.), pp.880-883, Saunders, Philadelphia.

9. Lekcharoensuk C, Osborne CA, Lulich JP (2001): Epidemiologic study of risk factors for lower urinary tract diseases in cats. *J Am Vet Med Assoc*, 218(9):1429-1435.

10. Lees GE (1984). Epidemiology of naturally occurring feline bacterial urinary tract infections. *Vet Clin North Am Small Anim Pract*;14 (3):471-9.

11. Budreckis DM, Byrne BA, Pollard RE, et al. (2015): Bacterial urinary tract infections associated with transitional cell carcinoma in dogs. *J Vet Intern Med*, 29(3): 828-833.

12. Wynn SG, Witzel AL, Bartges JW, et al. (2016): Prevalence of asymptomatic urinary tract infections in morbidly obese dogs. *Peer J*, doi: 10.7717/peerj.1711.

13. Etienne Côte ed. (2011): *Clinical veterinary advisor: dogs and cats*, 2nd eds. Elsevier (Mosby), St. Louis.

第3章 病因と症状

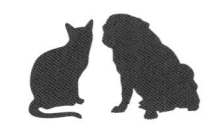

[1] 尿路感染症

【Summary】
●尿路感染症の大部分は細菌の上行性の感染によるものである。
●下部尿路感染症では泌尿器と関連した徴候を示すことが多く，上部尿路感染症ではさらに全身的徴候を伴うことがある。
●猫では尿路感染症以外の泌尿器疾患が多いため，とくに注意が必要である。

》 1 病因

　尿路感染症は，腎臓，尿管，膀胱および尿道における感染症を意味する。感染部位により，大きく上部尿路の感染症（腎盂腎炎および尿管炎）と下部尿路の感染症（膀胱炎および尿道炎）に分類される。いずれの箇所の感染であっても隣接した部位に容易に広がるため，時に感染部位の特定が困難な場合も想定される。しかし，後述するように，病歴や臨床所見は感染部位により特徴づけられる傾向にあり，これらの情報を手掛かりとした感染部位の特定は治療の選択（抗菌剤の選択やその投与期間の決定，補助療法の必要性の有無，モニタリングすべき項目の決定など）に有益となる可能性がある[1]。

　尿路感染症を引き起こす病原は，主として細菌であるが，他の病原体（真菌，ウイルス，マイコプラズマおよび寄生虫）の感染によっても尿路感染症は発症しうる[2,3]。細菌性尿路感染症の犬と猫において，多くの場合（約75%）は単一の病原体が関与しているといわれており，2種類または3種類の病原体が関与するケースはそれぞれ約20%または5%以下と比較的少ない[4]。国内における犬や猫の尿路感染症における細菌および真菌の検出状況については，それぞれ第5章および第10章で詳説する。

　尿路には，元来，病原体からの感染に対する防御機構が備わっている（**図1**）[2]。尿路感染症は，そうした防御機構が一時的または恒常的に破綻し，各種病原体が尿路内に定着，増殖および生存することで発症するといわれている。感染経路は，上行性と下行性（血行性）に大別される。上行性とは，尿道を介して病原体が侵入し感染する場合を意味し，その場合，会陰部，消化器，生殖器あるいは周囲の皮膚における常在菌が，通常起因菌となる。一方で，下行性とは，菌血症の症例で血流を介して病原体が腎臓へ侵入し感染する場合を意味し，バクテリアルトランスロケーションにより腸管内細菌が移行することもこれに含まれる。犬や猫の尿路感染症では，ヒトと同様に，圧倒的に上行性による場合が多いとされている[2,3]。

》 2 症状

　従来，細菌性尿路感染症は症候性のみではなく無症候性のものも含んでいたが，現在は無症候性のものは「無症候性細菌尿」として尿路感染症とは区別して取り扱われるようになっ

- **尿の貯留と排泄**
  尿産生と頻繁かつ完全な排尿：尿道を上行し膀胱上皮に定着する細菌の数を低減。
- **解剖学的構造**
  尿道括約筋の収縮・尿管の蠕動：細菌の上行性の移動を防ぐ。
  静菌性の前立腺の分泌液（雄犬）：静菌性物質が含まれており感染防御に役立つ。
- **粘膜における防御バリア**
  膀胱上皮表面の粘液層：グリコサミノグリカンやプロテオグリカンなどから構成され，細菌
  　　　　　　　　　　　　などが上皮に定着するのを阻止。
  分泌型免疫グロブリンIgA：泌尿生殖器から分泌される粘液に含まれ，局所免疫に役立つ。
  正常細菌叢：競合的に病原菌の定着を阻止する。
- **尿自体の抗菌性**
  尿が有する各種特性（低pH，高濃度の尿素・弱有機酸，高い比重）は，いずれも細菌に対して，静菌性，時には殺菌性の作用を有する。

図1　尿路における感染防御機構

てきている[5]。無症候性細菌尿は，患者が易感染状態（免疫抑制剤や抗がん剤による治療を受けている場合，糖尿病などの内分泌疾患に罹患している場合など）である場合を除き，治療の必要はないとされている[5]。以下，本稿では症候性の細菌性尿路感染症を中心に述べることとする。

　尿路感染症の臨床徴候は，原因微生物の種類，基礎疾患の有無と種類，感染部位などによってさまざまである。下部尿路感染症と上部尿路感染症でみられる典型的な臨床徴候について**図2**に示す[6]。概して，下部尿路感染症では泌尿器と関連した徴候が主体であり，全身的な徴候がみられることは少ない。一方で，上部尿路感染症，とくに腎盂腎炎では，さらに多尿・多渇，元気消失，沈うつ，食欲不振，腎不全などの全身的徴候がみられることがあり，急性の場合ではより顕著である[6]。さらに，下部尿路感染症と上部尿路感染症は，ときに合併することもあるため，飼い主の稟告を注意深く聴取しなければならない。

　尿路感染症の主要な臨床徴候について以下に詳述する。

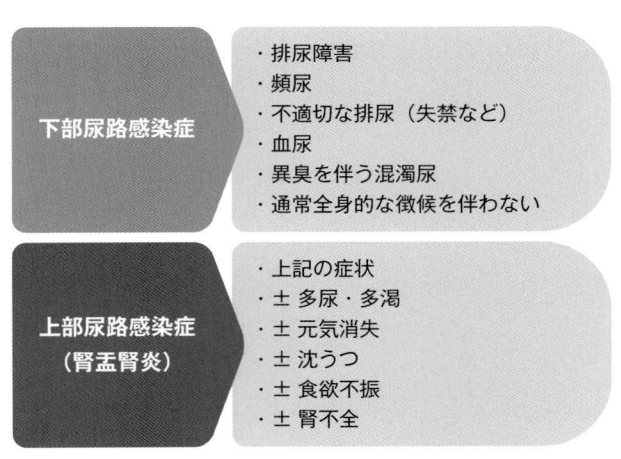

下部尿路感染症	・排尿障害 ・頻尿 ・不適切な排尿（失禁など） ・血尿 ・異臭を伴う混濁尿 ・通常全身的な徴候を伴わない
上部尿路感染症 （腎盂腎炎）	・上記の症状 ・± 多尿・多渇 ・± 元気消失 ・± 沈うつ ・± 食欲不振 ・± 腎不全

図2　下部尿路感染症と上部尿路感染症の臨床徴候

（1） 排尿障害

膀胱の排尿機能が障害された場合を意味し，尿線異常（排尿中に尿が途切れる，または少しずつしか出ない），排尿時の異常感覚（疼痛など），排尿時間の延長，尿閉などに分類される。いずれの症状も尿路感染症でみられることが多いが，その他生殖器疾患や神経系疾患でもみられることがある[7]。

（2） 頻尿

排尿回数の増加を意味し，尿の総量の増加を伴う場合（いわゆる多尿）と伴わない場合がある。尿路感染症でみられることが多いのは主に後者の場合であり，尿の総量は変わらないが，尿の回数が増加する（すなわち1回の排尿量は減少する）場合が多い。ただし，腎盂腎炎では，頻尿とともに多尿もみられることがある。

（3） 不適切な排尿

本徴候は，トイレ以外の場所で排尿をするようになったなどの飼い主の稟告で確認される場合が多い。とくに猫では病的症状の一環としてみられる以外にも，猫砂の種類やトイレの場所の変更に伴うものや問題行動としてみられることがある。

（4） 血尿

出血を伴う排尿を意味し，肉眼では明らかではないもの（潜血）から血液を大量に含むもの（**図3**）まで，程度はさまざまである。飼い主からの稟告では，血色素尿と混同されやすい。また，全身的な血液凝固障害の一分症として出現することもある。

（5） 異臭を伴う混濁尿

尿の混濁（**図4**）は，尿中の細胞成分（上皮細胞，血球など）の増加や異物の存在（細菌，結晶など）などを示唆する所見である。尿路感染症では，程度に違いはあるものの，きわめて高率にみられる。

前述のとおり，尿路感染症でみられる臨床徴候の多くは，他の各種泌尿器疾患（非感染性腎障害，尿石症，尿路閉塞，尿路における腫瘍，物理的損傷およびその他の非感染性炎症），生殖器疾患（前立腺疾患，膣疾患），神経疾患などにおいてもみられることがあるので注意が必要である。とくに猫では，無菌性の「猫泌尿器症候群」や「猫下部尿路疾患（FLUTD）」が多いとされている。過去にノルウェーで実施された調査によると，FLUTDの猫のうち細菌性膀胱炎はわずか11.8％にすぎず，約半数は無菌性の特発性膀胱炎であったと報告されている[8]。したがって，尿路感染症を疑う症状を呈する犬や猫では，尿検査などにより詳細に鑑別診断を行う必要がある。

また，尿路感染症には続発症がいくつか知られている。代表的なものについて**図5**に示す[5]。これらの続発症の症状が，ときに尿路感染症の症状と重複してみられることもあることはあらかじめ念頭に置いておく必要がある。

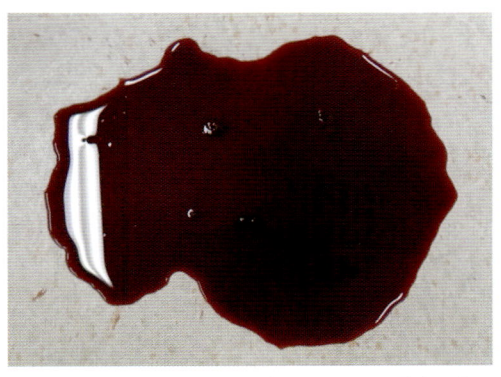

図3 尿路感染症に罹患した犬で認められた重度の血尿
尿全体が暗赤色を呈している。

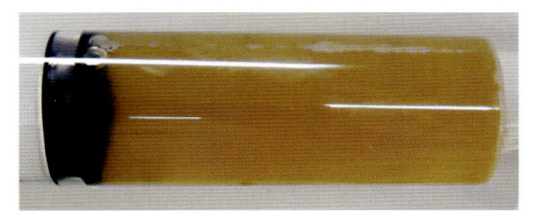

図4 尿路感染症に罹患した犬から採取された混濁尿
細胞成分や細菌の存在により透明度が著しく低下している。

- 腎不全（腎盂腎炎の進行による）
- ストルバイト（リン酸アンモニウム）結晶
  Staphylococcus intermedius groupの感染による尿路感染症でみられることがある
- 前立腺炎（とくに未去勢雄犬）
- 精巣炎（雄犬）
- 敗血症（犬）
- 腰仙部における椎間板脊椎炎（犬）
- 膀胱付近の腹部に対する過剰なグルーミングによる脱毛（猫）

図5 犬と猫の尿路感染症の代表的な続発症

参考文献

1. 下川孝子 (2013)：細菌性尿路感染症の診断と抗菌薬の選択．「Vet i」，6 (1): 5-8.

2. Smee N, Loyd K, Grauer G (2013): UTIs in small animal patients: part 1: etiology and pathogenesis. *J Am Anim Hosp Assoc*, 49 (1): 1-7.

3. Ramsey IK, Tennant BJ eds. (2005)：泌尿器系.『器官系統別　犬と猫の感染症マニュアル』（並河和彦 監訳），pp.171-177，インターズー，東京.

4. Wooley RE, Blue JL (1976): Bacterial isolations from canine and feline urine. *Mod Vet Pract*, 57 (7): 535-538.

5. Weese JS, Blondeau JM, Boothe D, et al. (2011): Antimicrobial use guidelines for treatment of urinary tract disease in dogs and cats: Antimicrobial Guidelines Working Group of the International Society for Companion Animal Infectious Diseases. *Vet Med Int*, doi: 10.4061/2011/263768.

6. Pressler B, Barges JW (2010): Urinary tract infections. *Textbook of small animal veterinary internal medicine* (Ettinger SJ, Feldman EC eds.), 7th eds., pp. 2036-2047, Saunders (Elsevier), St. Louis.

7. 由里和世 (2013)：排尿障害.『プライマリ・ケアのための診療指針—犬と猫の内科学—』（長谷川篤彦 監修），pp.353-361，学窓社，東京.

8. Sævik BK, Trangerud C, Ottesen N, et al. (2011): Causes of lower urinary tract disease in Norwegian cats. *J Feline Med Surg*, 13(6): 410-417.

[2] 前立腺炎

【Summary】
●前立腺炎は，未去勢雄犬に多い。
●感染性の前立腺疾患は，急性前立腺炎，慢性前立腺炎，前立腺膿瘍に分類される。
●急性前立腺炎，前立腺膿瘍は全身的な臨床症状を引き起こすが，慢性前立腺炎はしばしば無症候性である。

》 1 病因

　前立腺は雄犬の唯一の副生殖腺であり，左右の前立腺葉が融合した卵型の構造物として，膀胱頸部尾側に骨盤部尿道を取り囲むように存在する（**図6**）[1]。犬の前立腺の発達は良好で，未去勢の場合，成犬になっても加齢とともに容積が増大するが，猫では前立腺の発達が不良であるため前立腺疾患の発生は非常にまれである。したがって，本項では犬の前立腺炎に焦点をあてて概説する。

　前立腺は遠位尿道の常在細菌叢の一部の病原微生物に常にさらされているが，雄犬は通常，前立腺の感染に対して優れた防御機構を有している。前立腺の防御機構としては，尿と前立腺液の排泄性の流れ，腺構造を覆う線維筋性のカプセル構造，IgA や抗菌性タンパクなどの局所の免疫因子の存在，前立腺の腺房の持続的な収縮による排出作用などが挙げられる[2,3]。前立腺炎への進行は，前立腺内でこれらの防御機構が破綻するような基礎疾患（良性前立腺過形成，前立腺嚢胞，前立腺腫瘍など）の存在が示唆される。したがって，前立腺炎を呈するすべての犬では，基礎疾患として良性前立腺過形成や前立腺腫瘍の有無を評価すべきである。

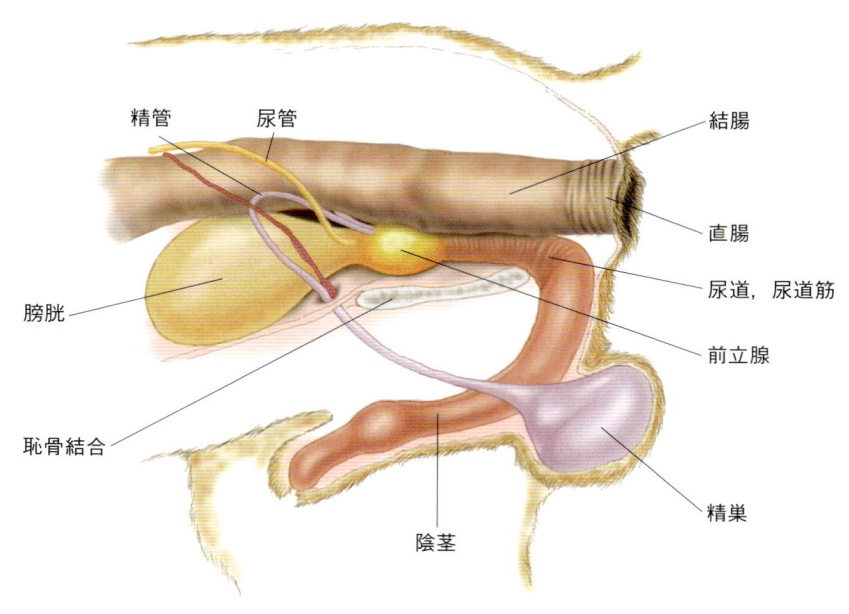

精管　尿管　結腸　直腸　尿道，尿道筋　前立腺　精巣　陰茎　恥骨結合　膀胱

図6　前立腺の解剖
前立腺は卵型の構造物として、膀胱頸部尾側に骨盤部尿道を取り囲むように存在する。
桃井康行（2016）：犬の前立腺疾患の病態と診断,「CLINIC NOTE」,12(11) より著者の許可を得て引用・改変。

感染性の前立腺疾患は，急性前立腺炎，慢性前立腺炎，前立腺膿瘍に分類される。急性／慢性前立腺炎は，通常，未去勢もしくは去勢して間もない成犬で発症する。急性前立腺炎は多くの場合，良性前立腺過形成を伴い，尿道の常在好気性菌が上行性に前立腺に感染することで起こるが，血行性感染や下部尿路感染症の波及についても報告されている[1,4,5]。慢性前立腺炎は，急性前立腺炎よりも発生頻度が高いとされるが，およそ35%の犬が無症候性であり，炎症性の白血球像も認められないため，発生率の算出が困難である。前立腺と関連のない疾患で死亡した犬の剖検例では，無症候性の慢性前立腺炎の発生率は24%であったとの報告があり潜在的な有病率は高いと考えられる[6]。前立腺膿瘍では，前立腺実質の感染があるなかで，微小囊胞内に化膿性の液体が貯留し，拡大し膿瘍を形成する。びまん性の前立腺炎から膿瘍へ進行する機序は不明である。前立腺膿瘍は，良性前立腺過形成やエストロジェン治療後の犬において発生が報告されている。また，慢性前立腺炎に続発することもあれば，前立腺囊胞への感染から進行することもある[7,8]。前立腺炎は，良性前立腺過形成に併発して起こることが多いため，去勢手術によって前立腺を萎縮させることが，予防や治療期間の短縮，再発の防止につながる[9]。

》》 2 症状

　犬の前立腺炎の臨床徴候は疾患の持続時間によりさまざまであり，以下では，急性前立腺炎，慢性前立腺炎，前立腺膿瘍について述べる[10]。

（1）急性前立腺炎
　急細菌性前立腺炎の場合，通常全身的な臨床徴候を示す。元気・食欲低下，嘔吐，発熱に加え，排尿困難や排便困難，しぶり，下腹部痛，尿道や包皮からの排膿，血尿，陰囊，包皮，後肢の浮腫などが認められる。また，疼痛のため，歩様や排尿動作の異常がみられることもある。

（2）慢性前立腺炎
　慢性前立腺炎では，それ自体，臨床症状を呈さないことも多く，しばしば，良性前立腺過形成や前立腺腫瘍などの基礎疾患と関連した臨床徴候が認められる。
　また，精液の質の低下（精子の運動性の低下や形態的に異常な精子の増加）に伴う不妊や前立腺の痛みを伴う場合には，性的衝動の低下がみられることもある。

（3）前立腺膿瘍
　前立腺膿瘍の臨床徴候は膿瘍の大きさや全身性の感染を伴うかどうかによってさまざまである。膿瘍が大きい場合には，急性前立腺炎と同様に元気・食欲低下，発熱，排尿および排便痛，腹痛などが認められる。また，慢性的もしくは間欠的な尿道からの排膿がみられることも多い[7]。膿瘍が破裂して腹腔内に膿液が漏出した場合には，腹膜炎や敗血症，敗血症性ショックに至ることもある。破裂しない場合でも血行性に敗血症を引き起こしやすいため，早急な治療が必要である。

参考文献

1. Johnston S, Kamolpatana K, Root-Kustritz M, et al. (2000): Prostatic disorders in the dog. *Anim Reprod Sci*, 60-61: 405-415.
2. Dorfman M, Barsanti JA (1995): CVT update: treatment of bacterial prostitis. *Current veterinary therapy* XII (Bonagura JD, Kirk RW ed.), pp.1029-1032, WB Saunders, Philadelphia.
3. Shafik A, Shafik AA, El Sibai O, et al. (2006): Contractile activity of the p rostate at ejaculation: an electrophysiologic study, *Urology*, 67(4): 793-796.
4. Barsanti JA, Finco DR (1986): Canine prostatic diseases, *Vet Clin North Am Small Anim Pract*, 16(3): 587-599.
5. Krawiec DR, Heflin D (1992): Study of prostatic disease in dogs: 177 cases (1981-1986), *J Am Vet Med Assoc*, 200(8): 1119-1122.
6. Mukaratirwa S, Chitura T (2007): Canine subclinical prostatic disease: histological prevalence and validity of digital rectal examination as a screening test, *J S Afr Vet Assoc*, 78(2): 66-68.
7. Black GM, Ling GV, Nyland TG, et al. (1998): Prevalence of prostatic cysts in adult, large-breed dogs., *J Am Anim Hosp Assoc*, 34(2), 177-180.
8. White RA (2000): Prostatic surgery in the dog, Clin Tech Small Anim Pract, 15(1): 46-51.
9. Cowan LA, Barsanti JA, Crowell W, et al. (1991): Effects of castration on chronic bacterial prostatitis in dogs, *J Am Vet Med Assoc*, 199(3): 346-350.
10. Francey T (2010): Prostatic diseases. *Textbook of veterinary internal medicine expert consult* 7th eds. (Ettinger SJ, Feldman EC eds.), pp.2047-2058, Saunders (Elsevier), St Louis.

第4章 診 断

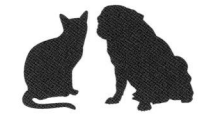

[1] 尿路感染症

【Summary】
●尿路感染症は，感染部位，基礎疾患の有無などから，単純性下部尿路感染症，複雑性下部尿路感染症，上部尿路感染症（腎盂腎炎）に大別される。
●尿路感染症の診断は，病歴（臨床症状），身体検査所見，画像診断所見，尿検査所見に基づき実施される。
●尿検査では尿の理化学的性状と尿沈渣を評価する必要がある。さらに，尿培養検査により詳細な菌種や薬剤感受性を調査することが推奨される。

≫ 1 分類と定義

　近年では，単純性下部尿路感染症，複雑性下部尿路感染症および上部尿路感染症（腎盂腎炎）に分類し，診断や治療を進めていくことが提唱されている[1,2]。これら分類ごとの診断上重要な検査所見について**表1**に記載する[3]。また，各分類の定義について以下に述べる。

表1　犬と猫の尿路感染症の分類別の身体検査所見，臨床病理検査所見および画像診断所見

分類	身体検査所見	臨床病理検査所見	画像診断所見
単純性下部尿路感染症	小さい膀胱，有痛性の膀胱または肥厚した膀胱を認めることがある。	CBC：通常，異常所見なし。尿検査：通常，膿尿，血尿，タンパク尿，細菌尿を認める。	著変なし
複雑性下部尿路感染症	上記に加えて，尿道や膀胱における腫瘍，弛緩した膀胱壁や顕著な尿貯留を認めることがある。また，尿結石を触知できることがある。	上記に加えて，血液化学検査にて，内分泌疾患などの基礎疾患の所見を認めることがある。	慢性腎疾患を伴う場合には腎臓の大きさや形の変化を認めることがある。その他，尿路における腫瘍，肥厚した膀胱壁および内分泌疾患に関連した変化を認めることがある。
急性腎盂腎炎	発熱，元気消失，沈うつ，さらに単純な膀胱炎では認められない腰部痛を認めることがある。	CBC：白血球増加症，炎症性の白血球所見を認めることがある。血液化学検査：高窒素血症を認めることがある。尿検査：通常，膿尿，血尿，タンパク尿，細菌尿に加えて，尿中の白血球や顆粒円柱の存在および尿比重の低下を認める。	腎臓の腫大に加えて，腎臓の異常形態，腎結石や尿管結石，腎盂の拡張，排尿障害の所見を認めることがある。
慢性腎盂腎炎	腹部痛，さらには正常の大きさまたは萎縮した腎臓を認めることがある。	基本的には上記と同様。高窒素血症についてはより重篤なことがある。	基本的には上記と同様。ただし，腎臓の腫大は通常認められない。

（1） 単純性下部尿路感染症

　正常な尿路の構造や機能を有する健康個体における膀胱の散発的な細菌感染と定義される。なお，尿中に細菌が検出されるが（細菌尿），臨床症状を示していない状態を無症候性細菌尿と呼び，単純性下部尿路感染症とは区別される。

（2） 複雑性下部尿路感染症

　尿路の解剖学的または機能的な異常を有する個体および持続感染，反復感染または抗菌治療の失敗につながる併発疾患を有する個体における下部尿路感染症と定義される。複雑性下部尿路感染症の要因については第7章において詳述する。複雑性下部尿路感染症は反復して発症することが多く，その要因として，再感染と再発がある。それぞれの定義は以下のとおりであるが，両者は区別ができない場合も多い[1,2]。

1） 再感染

　過去6カ月以内に尿路感染症を発症しそれが完治した症例において，以前の尿路感染症発症時と異なる微生物が分離された場合を指す。

2） 再発

　過去6カ月以内に尿路感染症を発症しそれが完治した症例において，以前の尿路感染症発症時と同一の微生物が分離された場合を指す。通常，再感染よりもより短期間に生じる。

（3） 上部尿路感染症 （腎盂腎炎）

　腎臓，とくに腎盂を中心とした細菌感染症と定義される。通常は，下部尿路感染症の波及により発症する。診断には，上記で述べた各種検査に加えて超音波検査などにより腎臓の形態異常（**表1**参照）を確認することが必要となる。

》 2　診断に推奨される検査とその解釈

　犬と猫の尿路感染症の診断は，病歴（臨床症状），身体検査所見，画像診断所見，尿検査および尿培養の検査結果に基づく必要がある。そうした各種検査結果に基づく尿路感染症の部位の特定や分類は，治療方法を検討するためにまた治療の成否を評価するためにも，非常に重要となる。以下に，各検査方法とその解釈について解説する。

（1） 病歴 （臨床症状） の聴取

　症例に尿路感染症に関連した病歴があるか否かを確認することは，本症の診断の第一歩となる。第3章において詳述しているように，尿路感染症に関連した臨床症状は，起因菌の病原性，宿主の免疫状態，感染の期間や部位などにより異なるため，病歴を注意深く聴取することが必要となる。一方で，他の全身性疾患や宿主防御機構の異常を有する犬や猫においては，これら基礎疾患に関する症状が主体となり，尿路感染症に関する症状がほとんどみられない可能性もあるため注意が必要である。

（2）身体検査

　身体検査では，一般的に実施される全身的な検査の他，特異的な検査として，膀胱の触診，膣の触診および直腸検査を実施することが推奨される。ただし，単純性下部尿路感染症（後述）の犬では，目立った身体検査所見はないことが多い。

1）膀胱の触診

　膀胱に痛みがあるか，形状や固さに異常はないかについて確認する。

2）膣の触診

　複雑化した尿路感染症の雌犬では，外陰部の内旋，膣狭窄，中腎傍管の遺残などの所見を認めることがある[1]。

3）直腸検査

　骨盤損傷，尿道結石および尿道の肥厚（新生物など）のような異常を認めることがある。

（3）尿検体の採取と検査

1）採尿法

　尿検体の採取法には，膀胱穿刺，カテーテル法，自然排尿および圧迫排尿がある。

①膀胱穿刺

　尿培養を実施する上で最も望ましい方法である。この手法は，尿検体中に細菌の汚染を生じない唯一の手法であり，通常，安全かつ速やかに実施可能である[4]。しかし，下部尿路疾患の徴候（頻尿，排尿困難など）がみられる症例では，尿貯留量が少ないため膀胱穿刺が困難な可能性がある。その他，膀胱腫瘍の症例や腹部に膿皮症を呈する症例でも，膀胱穿刺は推奨されない。

②カテーテル法

　膀胱穿刺が困難な症例で推奨される手法である。尿検体中への汚染を防止するために，周囲の毛刈りや外部の外尿道口の洗浄などにより汚染を防ぐよう心がける必要がある。また，特に雌犬や雌猫では尿道カテーテルの挿入により，尿路感染症を引き起こしやすいことが指摘されていることから[5]，そのリスクについて事前に飼い主に伝えておく必要がある。

③自然排尿・圧迫排尿

　これらの手法では細菌の汚染を高率に受けるため，尿培養（後述）を目的とした尿検体の採取には推奨されない。ある調査では，膀胱穿刺で無菌的な尿を有すると判断された犬から排尿された尿検体のうち，85％から細菌が検出されたとされている[6]。一方で，これらの手法によっても細菌が検出されなかった場合には，尿路感染症でない可能性が高いため，尿路感染症を否定することを目的とした尿検体の採取には活用可能と思われる[4]。

（4）尿検査

　尿検査は，①尿路感染症と他の下部尿路疾患徴候を引き起こす疾患との鑑別，②初期の抗菌治療の決定，③潜在的な悪化要因（糖尿，結石尿など）の特定を目的として実施される。

1）尿比重

尿路感染症の症例での尿比重は多様であり，一定の傾向を示さない。しかし，一般にはタンパク尿となることが多いため，それにより尿比重の増加が認められる。ただし，副腎皮質機能亢進症を合併している場合や上部尿路感染症の場合には，尿比重の低下がみられることもある。

2）ディップスティック検査

タンパク尿や血尿の有無，pH の確認に有用である。なお，*Proteus* 属菌や *Staphylococcus* 属菌の感染では尿 pH が上昇することがある。

3）尿沈渣標本の作製

膿尿や細菌尿を特定するためには必要不可欠な検査である。また，尿沈渣の標本作製方法には，浸潤・非染色標本（直接標本）と乾燥・染色標本の2通りがある。両者を比較した調査[7]において，後者のほうが細菌検出の感度と特異度の点で優れていることが報告されており，さらに菌の形態学的な評価にも有用との報告がなされていることから，乾燥・染色標本に基づく評価が推奨される。

4）尿沈渣の評価

尿路感染症の症例から採取された尿沈渣中には，典型的には十分量の細菌と白血球（とくに好中球）が検出される（**図1**）。しかし，尿路感染症の非典型的な所見あるいは尿路感染症以外の泌尿生殖器疾患の所見として，尿沈渣標本中に白血球のみまたは細菌のみが検出される場合がある。その考えられる理由を**図2**に示す[1,8]。このような尿沈渣の所見は，ときに尿路感染症の診断を困難にする場合があるため注意を要する。

（5）尿培養

上記の各種検査により尿路感染症の可能性が高いと判断された場合には，尿培養を実施することが望ましい。その場合，採取された尿は15分以内に検査に供するか，速やかに冷蔵保存する必要がある。外部検査機関に送付する際には，尿あるいは尿沈渣を速やかにシードスワブにて採材し，定められた方法で送付する。抗菌剤治療開始後では菌量が減少している可能性があるため，理想的には培養に供する尿検体は抗菌剤治療の開始前に採取するべきである。

尿の定性的な細菌検査は，尿中に細菌の有無について評価できるものの，感染菌か汚染菌かの区別が困難となる。そのため，ディップスライド培地（**図3**）などを用いた定量的な細菌検査が推奨される。この場合，採尿法により，感染と判断される菌量が異なる点については注意が必要である（**表2**）[5]。このため，必ずしも「細菌尿の証明＝尿路感染症の診断」ではないことを念頭に置かなければならない。

1）薬剤感受性試験

理想的には，抗菌剤投与は尿培養検査と分離菌の薬剤感受性試験の結果をふまえて実施するべきであるが日常診療の中では困難かもしれない。しかし，①尿路感染症か他の感染症に抗菌剤をすでに長期間使用している場合，②尿路感染症以外の注意すべき疾病（糖尿病，副

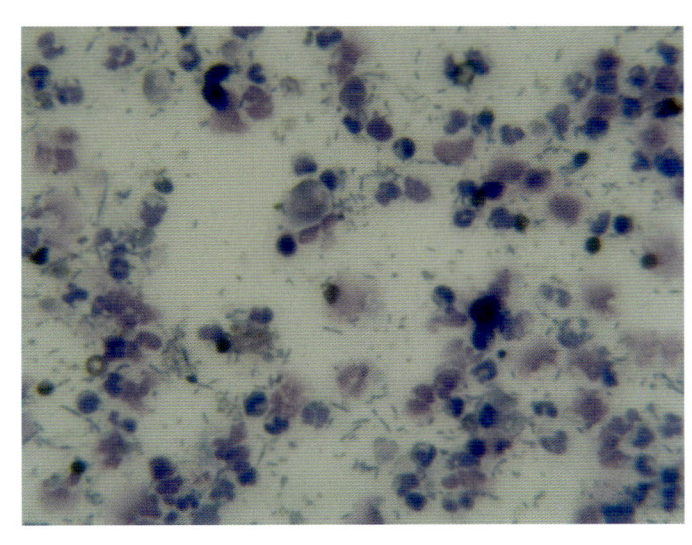

図1　尿路感染症の犬の尿沈渣標本
大量の変性好中球と桿菌が認められる。Diff-Quik 染色。

○標本中に白血球のみが増加する理由（いずれも細菌感染症の合併を伴わない場合に限る）

尿石症	猫の下部尿路疾患	腫瘍	粘膜過形成
間質性膀胱炎	外傷	前立腺炎	

非細菌性感染症（マイコプラズマ・真菌など）
すでに抗菌剤治療が実施されている症例

○標本中に細菌のみが増加する理由

免疫抑制状態（副腎皮質機能亢進症やステロイド治療中など）
採尿後の細菌汚染（圧迫排尿，自然排尿で採取された尿検体など）
染色液の細菌汚染

図2　標本中に白血球または細菌のみが増加する理由

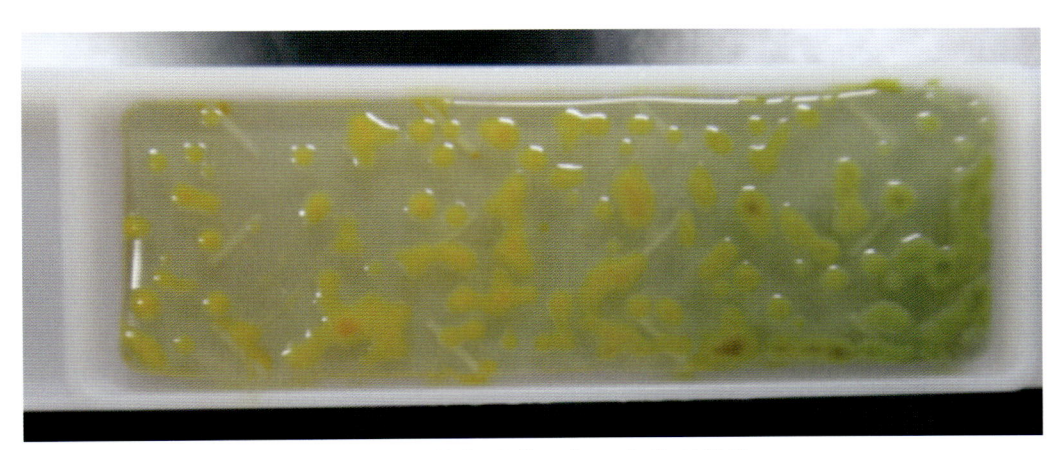

図3　尿路感染症例の犬の尿検体を塗布して培養した後のディップスライド培地
培地上でコロニーが占める面積やその個数から尿中の菌数をおおよそ評価できる。

表2　各採尿法による犬と猫の定量的尿培養の結果の解釈（CFU/mL）

採尿法	感染		感染の可能性		汚染	
	犬	猫	犬	猫	犬	猫
膀胱穿刺	≧1,000	≧1,000	100～1,000	100～1,000	≦100	≦100
カテーテル法	≧10,000	≧1,000	1,000～10,000	100～1,000	≦1,000	≦100
自然排尿	≧100,000	≧10,000	10,000～90,000	1,000～10,000	≦10,000	≦1,000
圧迫排尿	≧100,000	≧10,000	10,000～90,000	1,000～10,000	≦10,000	≦1,000

腎皮質機能亢進症，排尿障害など）を併発している場合，③抗菌剤治療を開始して5日以上経過しても臨床徴候の改善がみられない場合などは，尿培養検査と分離菌の薬剤感受性試験は必ず実施しなければならない[8]。さらに，抗菌剤は，投与の経路や容易さ，潜在的な副作用，費用，尿中への移行性を考慮して選択する。

　なお，具体的な薬剤感受性試験の方法，その結果の解釈などについては第1章に詳述されているために，ここでは割愛する。

　上記の分類は，その後の治療方法にも大きく影響するため，犬や猫の尿路感染症と診断した際には，単純性下部尿路感染症，複雑性尿路感染症および上部尿路感染症のいずれに該当するかを可能な限り詮索する必要がある。各分類の治療方法については第6章において述べる。

参考文献

1. Smee N, Loyd K, Grauer G (2013): UTIs in small animal patients: part 2: diagnosis, treatment, and complications. *J Am Anim Hosp Assoc*, 49(1): 83-94.
2. Weese JS, Blondeau JM, Boothe D, et al. (2011): Antimicrobial use guidelines for treatment of urinary tract disease in dogs and cats: Antimicrobial Guidelines Working Group of the International Society for Companion Animal Infectious Diseases. *Vet Med Int*, doi: 10.4061/2011/263768.
3. Pressler B, Barges JW (2010): Urinary tract infections. *Textbook of small animal veterinary internal medicine* 7th ed. (Ettinger SJ, Feldman EC eds.), pp. 2036-2047, Elsevier (Saunders), St. Louis.
4. Ling GV (2000): Bacterial infections of the urinary tract. *Textbook of veterinary internal medicine : diseases of the dog and cat* 5ed. (Ettinger SJ, Feldman EC, eds.) , pp. 1678-1686, WB Saunders, Philadelphia.
5. Biertuempfel PH, Ling GV, Ling GA (1981): Urinary tract infection resulting from catheterization in healthy adult dogs. *J Am Vet Med Assoc*, 178(9): 989-991.
6. Comer KM, Ling GV (1981): Results of urianalysis and bacterial culture of canine urine obtained by antepubic cystocentesis, catheterization, and the midstream voided methods. *J Am Vet Med Assoc*, 179(9): 891-895.
7. Swenson CL, Boisvert AM, Gibbons-Burgener SN, et al. (2011): Evaluation of modified Wright-staining of dried urinary sediment as a method for accurate detection of bacteriuria in cats. *Vet Clin Pathol*, 40(2): 256-264.
8. Ramsey IK, Tennant BJ eds. (2005)：泌尿器系．『器官系統別　犬と猫の感染症マニュアル』（並河和彦監訳），pp.171-177，インターズー，東京．

[2] 前立腺炎

【Summary】
- 前立腺炎は，病歴（臨床症状），身体検査所見，画像検査所見，前立腺液を評価することで診断される。
- 前立腺液の評価は，尿道分泌物や精液を採取する方法，前立腺マッサージや前立腺の針生検によって行われる。
- 前立腺の針生検は，細菌の播種や膿瘍破裂の危険性を伴う。

》1 診断に推奨される検査とその解釈

（1）病歴（臨床症状）の聴取

　前立腺炎では，飼い主が認識する臨床徴候として，陰茎からの排液，血尿，排尿困難などの下部尿路徴候とともに前立腺腫大に伴う排便困難，しぶりなどが認められることが多い。前立腺炎の臨床症状については第3章に詳述したが，急性前立腺炎や前立腺膿瘍では上記に加えて元気・食欲低下，発熱などの全身症状が認められることもある。

（2）身体検査

1）一般身体検査

　慢性前立腺炎の犬では目立った身体検査所見がないことが多いが，急性前立腺炎や前立腺膿瘍では，一般身体検査において，全身的な炎症反応や敗血症の徴候が認められることがある。

2）前立腺の触診

　直腸からの前立腺の触診は非侵襲的であり，前立腺の大きさや形，対称性，疼痛の有無を評価するためのスクリーニング検査として有用である。正常な前立腺の形は左右対称であり，表面は平滑で柔らかく，触診による痛みを伴わない。ほとんどの犬で，恥骨の頭側に前立腺の尾側辺縁が触知可能である。しかし，前立腺が腫大している場合には，より頭側へ変位し触知が難しいことがある。その場合には，もう一方の手で同時に膀胱と前立腺を尾背側方向へ押し上げることで触知しやすくなることがある[1]。

3）画像検査

①X線検査

　X線検査の所見の多くは，非特異的であるため，確定診断に用いることは難しいが，前立腺の大きさ，形，辺縁，位置に関する情報が得られる。正常な前立腺の大きさは，VD像で恥骨入り口の幅の50%未満，側方像では，恥骨と仙骨岬角の距離の70%未満とされる[2]。前立腺腫大は，結腸を背側へ変位させ，膀胱を頭側へ変位させる（図4）。前立腺炎や前立腺膿瘍，前立腺腫瘍では，石灰化がみられることがある。

②超音波検査

　前立腺は超音波検査で描出しやすく，前立腺の大きさ，形，内部構造，囊胞や膿瘍の有無を評価する上で最も有用なツールである。正常な前立腺は，円形で左右対称，辺縁は平滑で

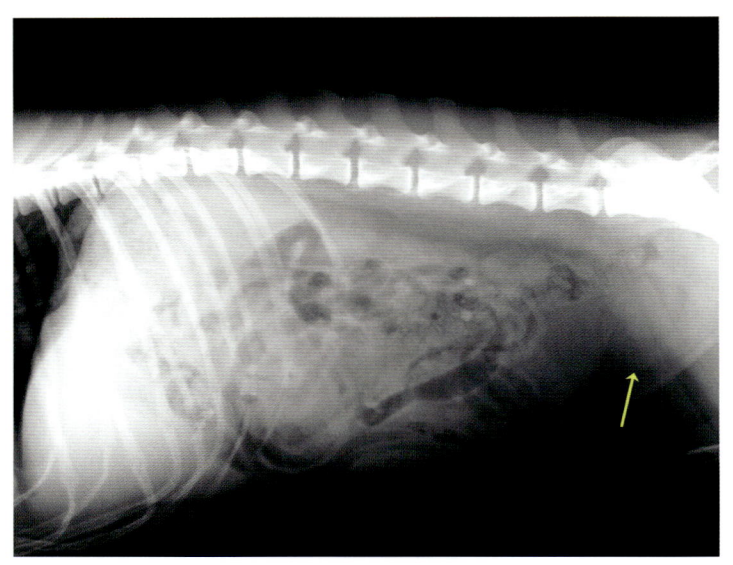

図4　急性前立腺炎の犬における腹部 X 線側面像
腫大した前立腺（→）が認められる。また、前立腺の腫大により膀胱は頭側
へ変位している。

あり，実質の内部エコーは均一である。

4）前立腺液の評価

　前立腺疾患が疑われた場合には，前立腺液の評価を行う必要がある。前立腺液の採取は以下のいずれかの方法で行われる。

①尿道分泌物の採取

　尿道分泌物を検査する場合には，包皮からの排液と区別する必要があるため，包皮を十分に牽引し陰茎を露出させて，包皮周辺の分泌物を除去してから採取する。さらに，前立腺疾患以外にも，原因として尿失禁や尿道疾患を考慮しなければならない。尿道分泌物は顕微鏡的な観察に用いることはできるものの，包皮内や遠位尿道の常在菌によって汚染されるため，細菌検査には適さない。

②用手法による精液の採取

　未去勢雄犬では，精液の液体成分の 90％以上を前立腺液が占めるため，精液の評価は前立腺疾患の評価に有用である[3]。犬では，精液は 3 つの射出分画から構成されており，第 1 分画は前立腺と尿道由来，第 3 分画は前立腺由来である。第 3 分画は前立腺液しか含まないため，前立腺炎の診断を目的とした場合，第 3 分画を 2 ～ 3 mL 程度採取し，細胞診および細菌検査を行う。用手法による精液の採取は侵襲性が低いため，経験のある未去勢雄犬では好まれるが，射精された前立腺液は，通常，無菌状態ではなく，遠位尿道の常在細菌によって汚染されている。したがって，細菌検査は定量的に行うべきである[4]。

　射出された正常な前立腺液中には，白血球と扁平上皮が散見される。汚染菌は遊離しているか，扁平上皮内に確認される。前立腺内に多量の白血球が存在する場合には炎症が示唆され，白血球やマクロファージ内に貪食された細菌が観察された場合には細菌感染が示唆される（図 5）。

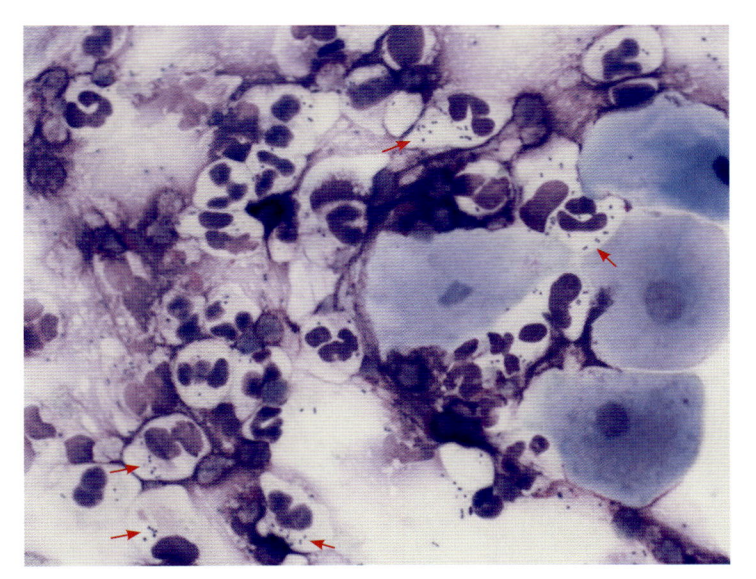

図5　急性前立腺炎の症例における前立腺液の細胞写真
扁平上皮細胞とともに多数の好中球が認められる。また、好中球の細胞質に
細菌（→）が認められる。

正常な前立腺液中の汚染細菌は通常，100,000/mL 未満であり，グラム陽性菌のことが多い。また，2種類以上の細菌が分離された場合にも汚染が示唆される。定量培養において，細菌数が 100,000/mL 以上で，多量の白血球が確認された場合には細菌感染が示唆される[5]。

③前立腺マッサージによる採取

　前立腺マッサージによる前立腺液の採取（**図6**）は，遠位尿道からの汚染を最小限にとどめることができ，実践的な方法である。動物を横臥位に保定し，尿道カテーテルを膀胱内に留置し，膀胱内を空にする。この時，採取された尿は尿検査に供する。次いで，滅菌生理食塩液で数回膀胱内を洗浄する。直腸から前立腺を触知しながら，尿道カテーテルの先端を前立腺尿道の位置まで引き戻し，前立腺をマッサージする。次いで，5 〜 10mL の生理食塩液をカテーテル経由でゆっくりと注入し尿道の入り口まで満たす。カテーテルを膀胱内に進めながら，やさしく吸引し，液体を回収する。回収された液体は，細胞診および細菌検査の材料とする。この方法では，前立腺液を直接，膀胱や近位尿道から採取するため，遠位尿道からの汚染のリスクは少ないと考えられるが，細菌性膀胱炎を併発している場合には，培養に適切な検体が得られない可能性がある。前立腺マッサージ前に膀胱を洗浄した最後の洗浄液とマッサージ後に得られた検体を比較することで，細菌培養結果をより正確に解釈することが可能である[3,6]。

④前立腺の針生検

　超音波ガイド下での経皮的針生検によって，前立腺内に形成された嚢胞中の貯留液や細胞診用の検体を採取することが可能である。前立腺炎や前立腺膿瘍が強く疑われる場合には，細菌の播種や膿瘍の破裂の危険性があるため，前立腺マッサージのような尿道経由での検体採取が推奨される。しかしながら，前立腺膿瘍の場合には，膿瘍形成部と前立腺尿道が隔たれており，開通がない場合があるため，そのようなときには，針生検が必要となる[4]。

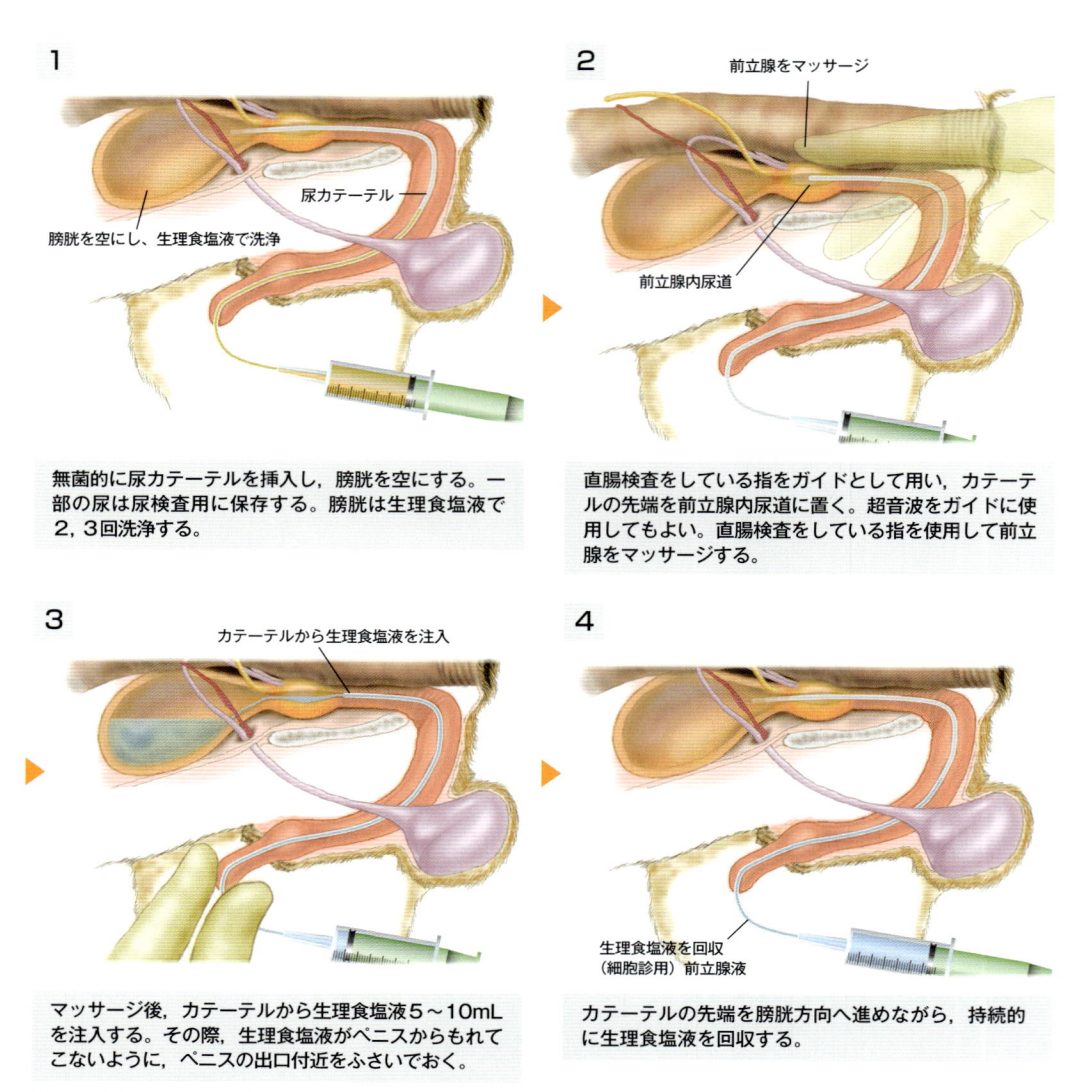

1

尿カテーテル

膀胱を空にし、生理食塩液で洗浄

無菌的に尿カテーテルを挿入し，膀胱を空にする。一部の尿は尿検査用に保存する。膀胱は生理食塩液で2，3回洗浄する。

2

前立腺をマッサージ

前立腺内尿道

直腸検査をしている指をガイドとして用い，カテーテルの先端を前立腺内尿道に置く。超音波をガイドに使用してもよい。直腸検査をしている指を使用して前立腺をマッサージする。

3

カテーテルから生理食塩液を注入

マッサージ後，カテーテルから生理食塩液5〜10mLを注入する。その際，生理食塩液がペニスからもれてこないように，ペニスの出口付近をふさいでおく。

4

生理食塩液を回収
（細胞診用）前立腺液

カテーテルの先端を膀胱方向へ進めながら，持続的に生理食塩液を回収する。

図6　前立腺マッサージによる前立腺液の採取法
桃井康行（2016）：犬の前立腺疾患の病態と診断，「CLINIC NOTE」,12(11) より著者の許可を得て引用・改変。

》 2　前立腺炎の検査所見

　前立腺炎で認められる診断上重要な臨床検査所見について**表3**に記載する[5]。

（1）急性前立腺炎

　前立腺の大きさや形は正常の場合もあれば，直腸からの触診で，非対称で表面が不整な前立腺が触知できることがある。ほとんどの場合，前立腺の触診では疼痛を示す。全身状態が悪いことも多く，血液検査では，好中球の左方移動や中毒性変化などの全身的な炎症を反映した所見が認められる。尿検査（p.47を参照）の結果は正常な場合もあれば，血尿，膿尿，細菌尿が確認されることもある。前立腺液の一部は，膀胱内に流入するため，前立腺はしばしば尿と同一の細菌に感染している。従って，膀胱穿刺によって得られた尿の細菌検査を行

表3 前立腺炎で認められる臨床病理検査所見の比較[5]

分類	病歴	身体検査	尿検査	CBC	血液化学検査	X線検査	超音波検査	前立腺液
急性前立腺炎	元気・食欲低下	発熱,沈うつ,疼痛	感染あり	炎症性の白血球像	正常〜CRPの上昇	腫大(まれに石灰化)	実質の混合エコー源性,小さな嚢胞を伴うことも	感染,炎症あり
慢性前立腺炎	正常もしくは軽度の元気低下,不妊,再発性尿路感染	正常	感染あり	正常	正常	正常〜軽度の石灰化	実質の局所またはびまん性のエコー源性の上昇,低エコーもしくは無エコーの嚢胞	感染,炎症あり
前立腺膿瘍	元気・食欲低下,しぶり,排尿困難	発熱,敗血症性ショックの可能性あり	感染あり	炎症性の白血球像	CRPの上昇,低血糖,ALPの上昇	正常〜不規則な腫大	一つもしくは複数の辺縁が不整な空洞性病変	感染,炎症あり

うべきである[7]。しかし,尿と前立腺液の薬剤感受性パターンが同一でないこともあるため,前立腺炎が疑われる場合には前立腺液の培養・薬剤感受性検査を併せて行うことが推奨される[8,9]。

　腹部X線検査では,前立腺の大きさの増大(まれに石灰化)しか,明らかにできないため,急性前立腺炎のスクリーニング検査としては,腹部X線検査よりも超音波検査が優れている。超音波検査所見としては,正常〜拡大した前立腺,対称性もしくは非対称性の形状,辺縁は平滑もしくは不整。実質は混合エコー源性であり,小さな嚢胞がみられることもある[9]（**図7**）。超音波ガイド下でのFNAでは,細胞診や培養に提出することができる前立腺液もしくは実質のサンプルを得られる可能性があるが,細菌を播種させる可能性があるため,前立腺マッサージを検体採取の方法として検討すべきである。

（2）慢性前立腺炎

　慢性前立腺炎では無症候なことも多いが,再発性の尿路感染症を主訴に受診することがもっとも多い。抗菌剤の投与期間が短い場合,前立腺での感染が持続し,抗菌剤中止後に尿路感染が再燃する。前立腺の触診では,正常なこともあれば,硬く,非対称性で不整な前立腺が触知されることもある。触診において前立腺の痛みは通常認められないが,そのことで,本疾患を除外することはできない。前立腺液の細胞診で化膿性炎症の所見が認められた場合,本疾患が強く疑われる。前立腺の針生検では,有用な情報が得られる可能性はあるものの急性前立腺炎と同様に細菌播種のリスクがある。X線検査上では,前立腺は通常正常である。石灰化病変は認められる可能性があるものの,非特異的所見であり,腫瘍との鑑別はできない。超音波検査所見としては,実質の局所的もしくはびまん性のエコー源性の上昇,低エコーもしくは無エコーの嚢胞,石灰沈着や線維化,ガスが存在する場合にはシャドーイングが認められる。

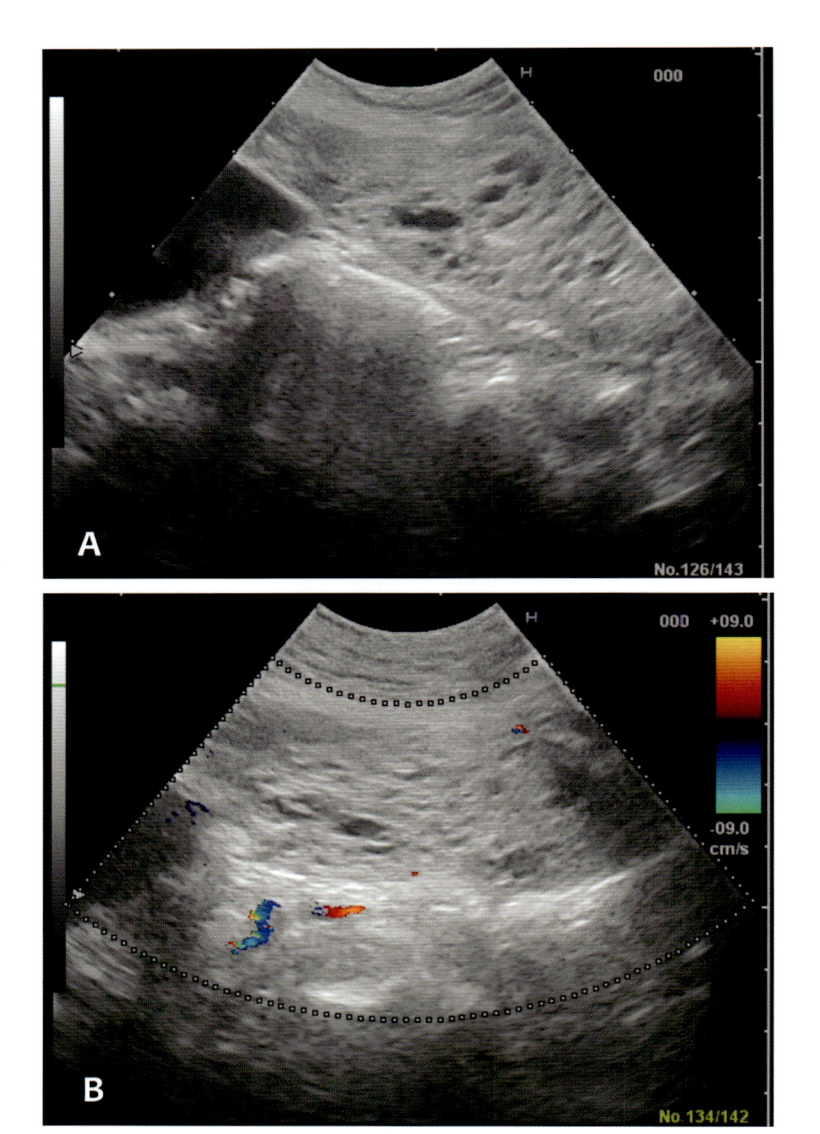

図7　急性前立腺炎の犬の超音波像（図4と同一症例）
前立腺実質のエコー源性の上昇と複数の嚢胞性病変が認められる。

（3）前立腺膿瘍

　血液検査では，好中球の左方移動や中毒性変化などの炎症性の白血球像に加え，敗血症に起因する低血糖が認められることもある。膿瘍は前立腺の導管から独立して存在する可能性があり，その場合には前立腺液の細菌検査で偽陰性となる可能性がある[4]。超音波検査は診断に重要である。超音波検査では，前立腺は，非対称性に拡大しており，辺縁は不整で，前立腺の実質内に1つもしくは複数の低エコーから無エコー源性の空洞性病変を認める（図8）。また，壊死組織の残屑が膿瘍内に高エコー源性の病変として観察されることもある[9]。前立腺膿瘍は急性前立腺炎と同様の臨床徴候を示すが，治療法が異なるため，正しく診断することが重要である。

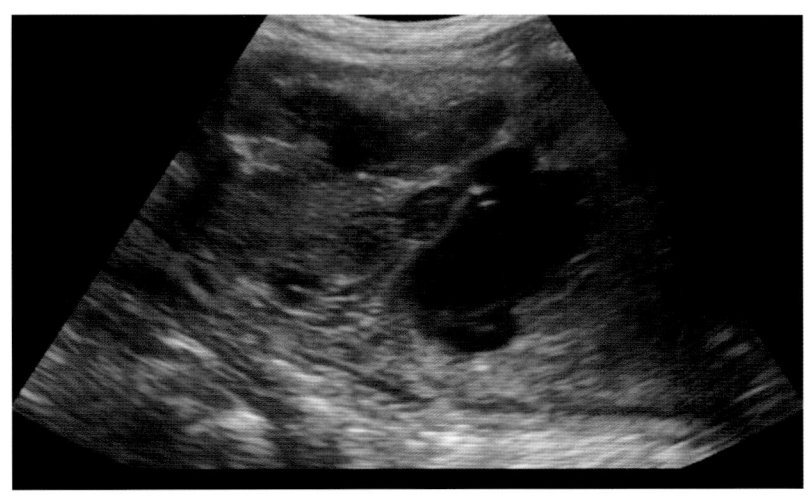

図8 前立腺膿瘍の犬の前立腺超音波像
前立腺の辺縁は不整であり、前立腺内に辺縁不整な低～無エコー病変が認められる。

参考文献

1. Kustritz MR (2011): Prostatic disease. *Nephrology and urology of small animals* (Bartges J, Polzin DJ eds.), pp.787-796, Wiley-Blackwell, Oxford.

2. Feeney DA, Johnston GR, Klausner JS, et al. (1987): Canine prostatic disease--comparison of radiographic appearance with morphologic and microbiologic findings: 30 cases (1981-1985), *J Am Vet Med Assoc*, 190(8): 1018-1026.

3. Barsanti JA, Finco DR (1986): Canine prostatic diseases, *Vet Clin North Am Small Anim Pract*, 16(3): 587-599.

4. Ling GV, Branam JE, Ruby AL, et al. (1983): Canine prostatic fluid: techniques of collection, quantitative bacterial culture, and interpretation of results, *J Am Vet Med Assoc*, 183(2): 201-206.

5. Barsanti JA (2007): Management of prostatic diseases. *BSAVA Manual of canine and feline nephrology and urology* 2nd ed. (Elliott J, Grauer GF eds.), pp. 239-251, British Small Animal Veterinary Association, Gloucester.

6. Kustritz MV, Hess M (2007): Effect of administration of prostaglandin F2alpha or presence of an estrous teaser bitch on characteristics of the canine ejaculate, *Theriogenology*, 67(2): 255-258.

7. Black GM, Ling GV, Nyland TG, et al. (1998): Prevalence of prostatic cysts in adult, large-breed dogs, *J Am Anim Hosp Assoc*, 34(2): 177-180.

8. Ling GV, Nyland TG, Kennedy PC, et al. (1990): Comparison of two sample collection methods for quantitative bacteriologic culture of canine prostatic fluid, *J Am Vet Med Assoc*, 196(9), 1479-1482.

9. Francey T (2010): Prostatic diseases. *Textbook of veterinary internal medicine expert consult* 7th eds. (Ettinger SJ, Feldman EC eds.), pp. 2047-2058, Elsevier (Saunders), St. Louis.

第5章　起因菌と薬剤感受性

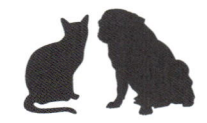

【Summary】
●尿路感染症と前立腺炎の最多分離菌種は *Escherichia coli*（大腸菌）であった。
●多剤耐性菌（ESBL, MRS）の分離率が高まっているため，菌種同定を行い耐性菌判定に必要な薬剤感受性検査を実施することが望まれる。

》 1　尿路感染症

（1）対象と方法

　2015年1月から同年12月の1年間に当施設にて尿路感染症の疑いで尿の細菌検査を実施した犬・猫（犬9割，猫1割）の3,054件，分離菌2,603株（1菌種のみ73.3%，2菌種20.3%，3菌種以上6.4%）を用いた。培養検査は，NAD添加5%ヒツジ血液寒天培地，マッコンキー寒天培地を用いて35℃，48時間，炭酸ガス培養を実施した。同定・薬剤感受性検査は，マイクロスキャンWalkAway Plus全自動微生物検査システムを用いて微量液体希釈法（判定基準：CLSI M100-S22）にて判定した。動物用抗菌薬（エンロフロキサシン，オルビフロキサシン）は，1濃度ディスク法（Kirby-Bauer法）にて判定した。

（2）分離菌種

　図1に菌種別の分離頻度を示す。本検討ではグラム陰性桿菌が全体の59%を，グラム陽性球菌は38%を占めた（**図2**）。分離菌の頻度は，*Escherichia coli* 33.5%，*Staphylococcus intermedius* group 13.0%，*Enterococcus faecalis* 10.5%の順であった。**表1**に分離菌上位10菌種について示す。

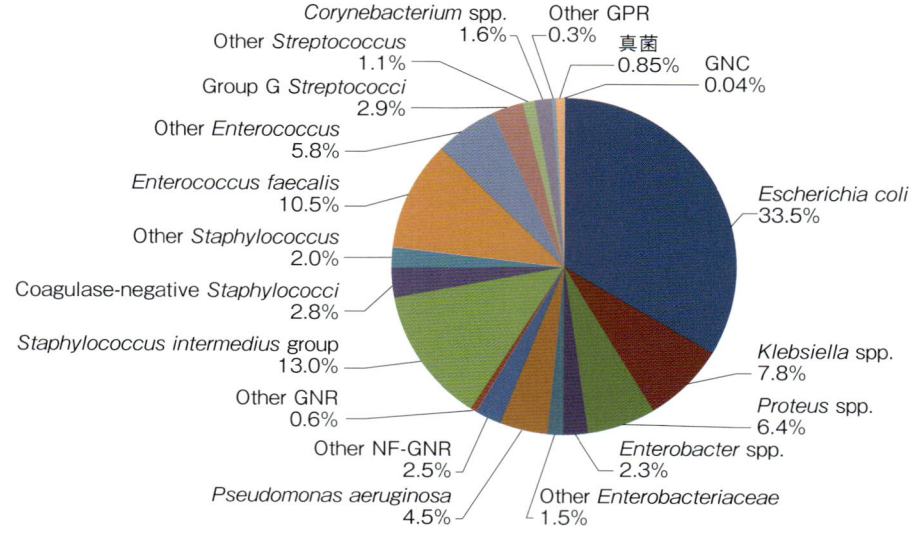

図1　2015年度尿路由来分離菌種（n=2,603）

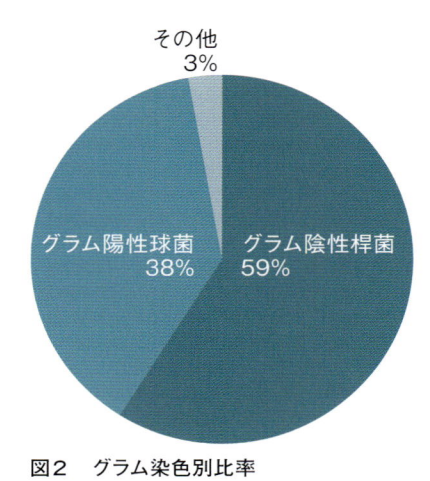

その他
3%

グラム陽性球菌
38%

グラム陰性桿菌
59%

図2　グラム染色別比率

表1　2015年度尿路由来上位10菌種

	菌種	検出数	検出率
1	*Escherichia coli*	872	33.5%
2	*Staphylococcus intermedius* group	339	13.0%
3	*Enterococcus faecalis*	274	10.5%
4	*Klebsiella pneumoniae*	181	7.0%
5	*Proteus mirabilis*	162	6.2%
6	*Pseudomonas aeruginosa*	116	4.5%
7	*Enterococcus faecium*	111	4.3%
8	Group G *Streptococci*	75	2.9%
9	Coagulase-negative *Staphylococci*	51	2.0%
10	*Corynebacterium* spp.	42	1.6%

表2　薬剤耐性菌分離率

菌種	検出数	ESBL率	MRS率
Escherichia coli	439	40.8%	
Klebsiella pneumoniae	95	65.3%	
Proteus mirabilis	80	17.5%	
Staphylococcus intermedius group	339		57.5%
Coagulase-negative *Staphylococci*	51		66.7%

腸内細菌科の対象期間は2015年8月から2016年1月に分離した菌株を用いた。

（3）薬剤耐性菌

　わが国で尿路感染症より分離される細菌の薬剤感受性は，多くの抗菌薬に対して良好であった。このため，本来は単純性下部尿路感染症に対して，薬剤感受性検査は不要であった。しかし，近年，フルオロキノロン系薬剤やST合剤に対する耐性菌の割合が増加してきている。基質特異性拡張型β-ラクタマーゼ（ESBL）産生菌の検出率も増加している。近年の薬剤耐性の増加を考慮すると，培養検査と同時に薬剤感受性検査を行い，その結果に従って治療法を検討する必要が考えられる。**表2**は，腸内細菌科のESBL保有率とブドウ球菌属のメチシリン耐性率（MRS率）を示す。各種耐性菌については，第7章に詳述されているため参考にされたい。

（4）薬剤感受性率

　上位2菌種における薬剤感受性率を示す（**図3，4**）。*E. coli* の対象期間は2015年8月から2016年1月の6カ月間とした。

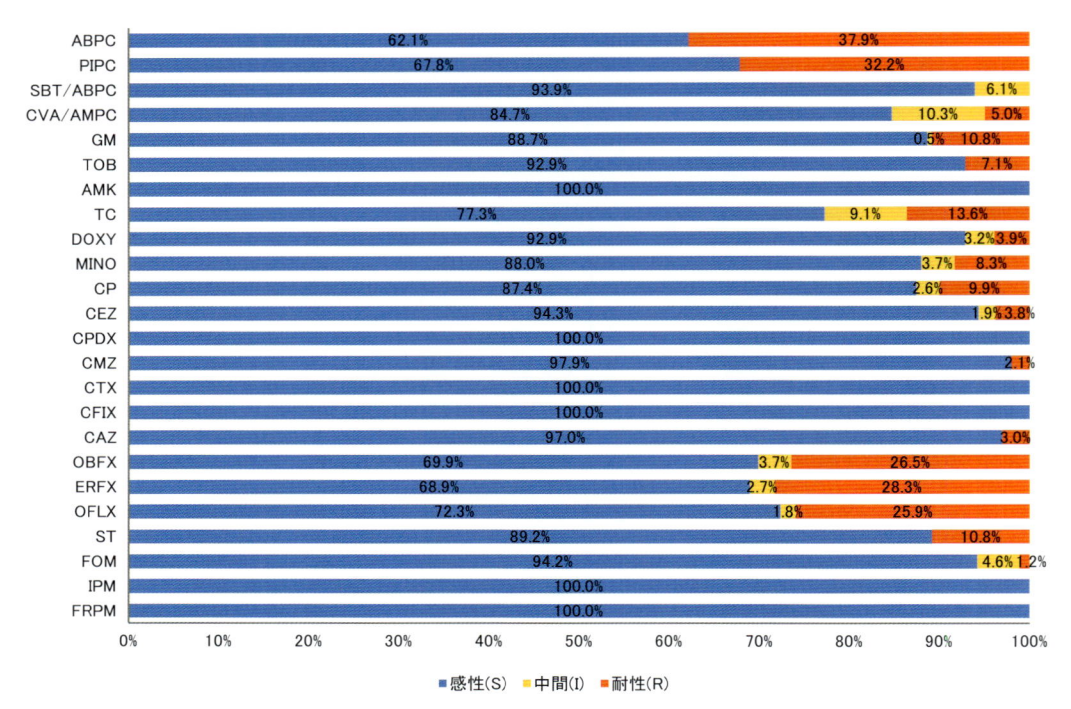

ESBL 非産生 *Escherichia coli*　n=262

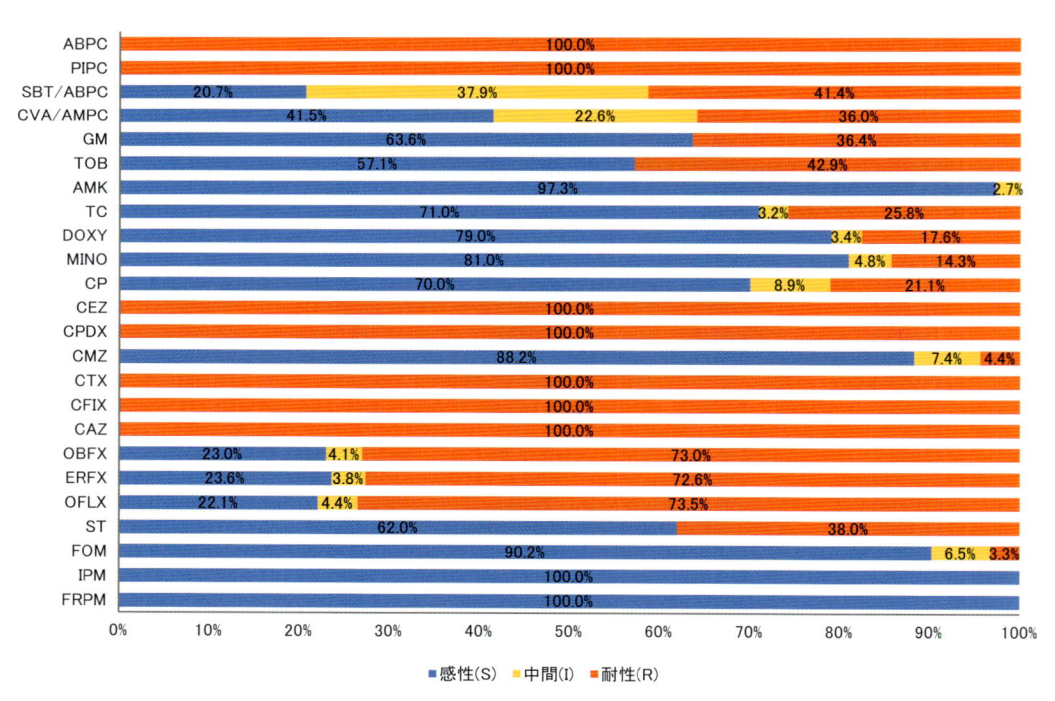

ESBL 産生 *Escherichia coli*　n=177

図3　*Escherichia coli* 薬剤感受性率

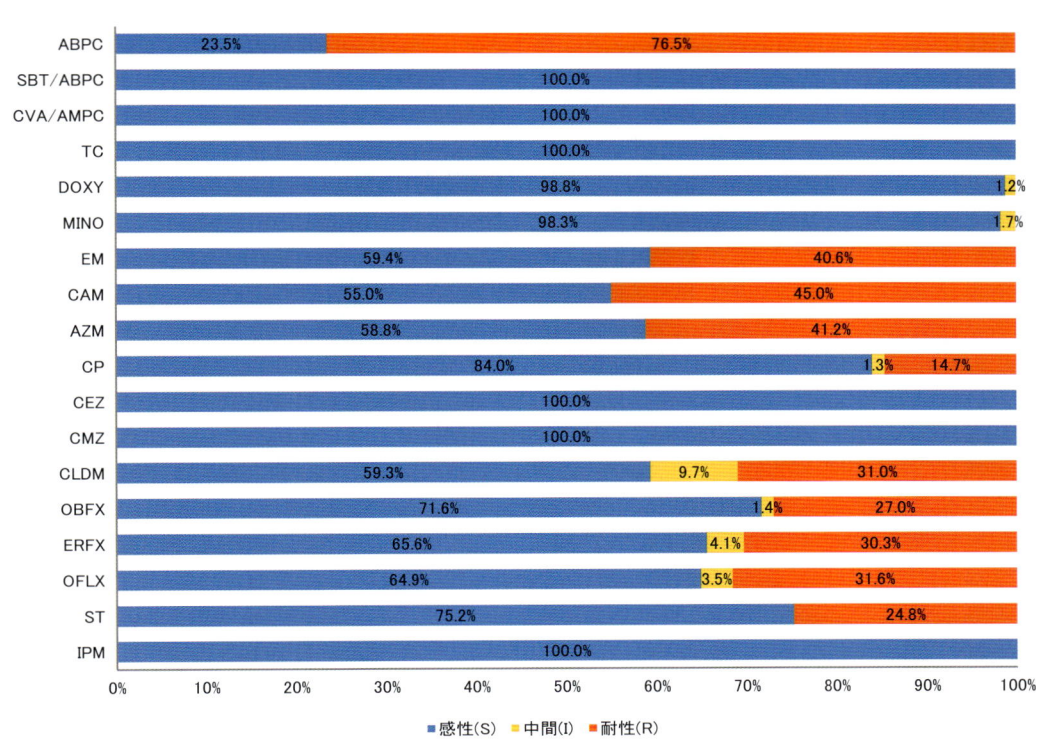

メチシリン感受性 *Staphylococcus intermedius* group　　n=144

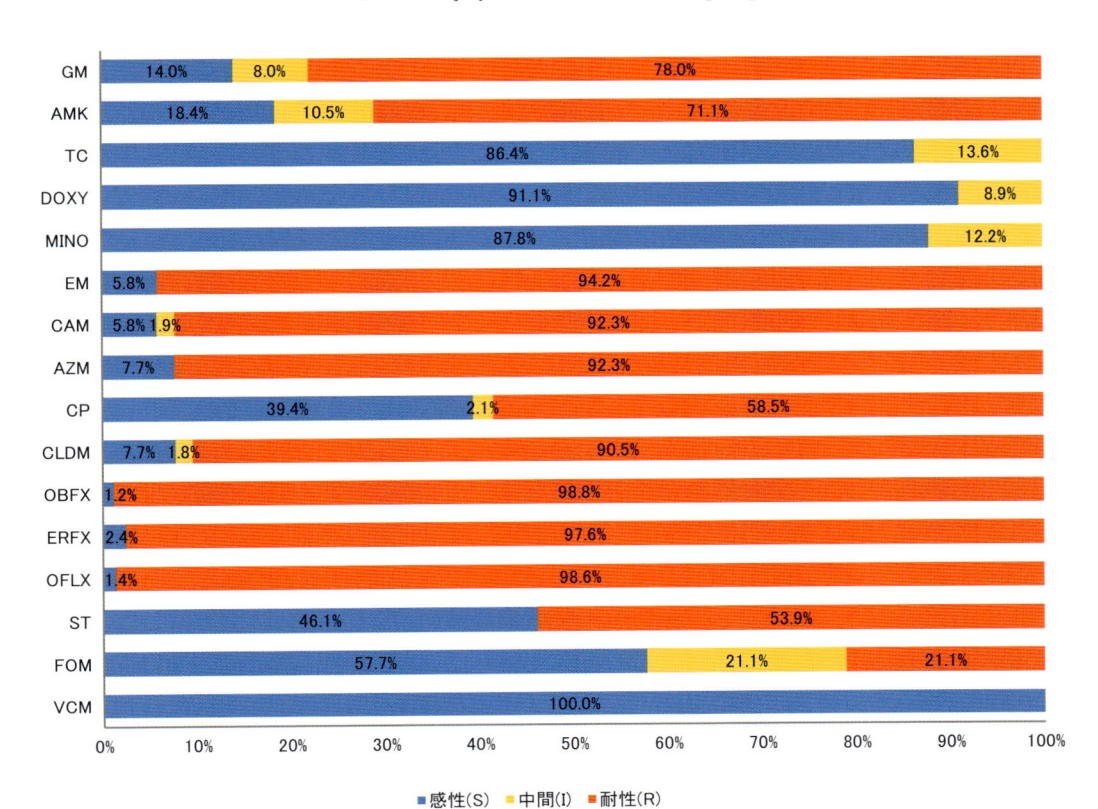

メチシリン耐性 *Staphylococcus intermedius* group　　n=195

図4 *Staphylococcus intermedius* group 薬剤感受性率

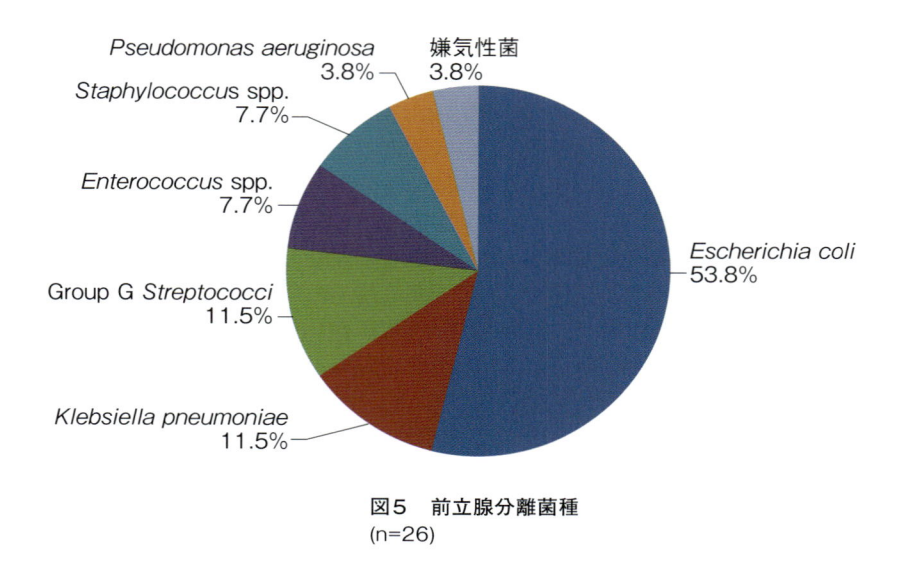

図5　前立腺分離菌種
(n=26)

》2　前立腺炎

（1）分離状況

　2014年4月から2016年3月の2年間に当施設にて前立腺炎の疑いで前立腺培養検査を実施した61検体を用いた。陰性35検体，陽性26検体ですべて1菌種の分離であった。薬剤感受性率も尿分離株と同様であり検体数僅少のため，分離菌種のみの報告とする（**図5**）。

本章に使用されている略号一覧

ABPC	アンピシリン	ERFX	エンロフロキサシン
AMK	アミカシン	FOM	ホスホマイシン
AZM	アジスロマイシン	FRPM	ファロペネム
CAM	クラリスロマイシン	GM	ゲンタマイシン
CAZ	セフタジジム	IPM	イミペネム
CEZ	セファゾリン	MINO	ミノサイクリン
CFIX	セフィキシム	OBFX	オルビフロキサシン
CLDM	クリンダマイシン	OFLX	オフロキサシン
CMZ	セフメタゾール	PIPC	ピペラシリン
CP	クロラムフェニコール	SBT/AMPC	スルバクタム / アンピシリン
CPDX	セフポドキシム	ST	スルファメトキサゾール / トリメトプリム
CTX	セフォタキシム	TC	テトラサイクリン
CVA / AMPC	クラブラン酸 / アモキシシリン	TOB	トブラマイシン
DOXY	ドキシサイクリン	VCM	バンコマイシン
EM	エリスロマイシン		

参考文献

1. Clinical and Laboratory Standards Institute (2009): Performance standards for antimicrobial susceptibility testing; 19th informational supplement (M 100-S19), Clinical and Laboratory Standards Institute, Wayne.

2. 日本臨床微生物学会 監修（2012）:『抗菌薬感受性検査のための標準法　第22版（M100-S22)』CD-ROM版，日本臨床検査標準協議会，東京.

3. 日本臨床微生物学会 監修（2015）:『抗菌薬感受性検査のための標準法　第25版（M100-S25)』CD-ROM版，日本臨床検査標準協議会，東京.

4. 露木勇三, 高木慶子, 三舩一美, 他（2013）:伴侶動物におけるメチシリン耐性ブドウ球菌属の検出状況.「臨床検査」, 57（9）: 1058-1060.

第6章　治　療

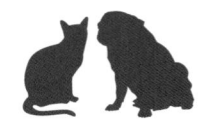

【Summary】
●尿路疾患が疑われる動物に対しては，まず抗菌剤が適応であるかを判断する。
●次に感染部位，基礎疾患などの評価を行う。
●これと並行して尿や血液の細菌培養検査と薬剤感受性試験を行う。
●その後，抗菌剤の経験的使用を開始し，治療効果の臨床的評価を行う。
●細菌検査と薬剤感受性試験の結果が得られたら，抗菌剤の再検討と確定的投与を行う。
●確定的投与後に再度治療効果の臨床的評価を行い，治療終了の時期を判断する。
●難治例では，再発の早期発見のために治療終了後も定期的に細菌検査を行う。
●代替療法として，クランベリーを含むサプリメントなども使用可能である。

　抗菌剤を使用する際は最大の効果を得るとともに耐性菌の発生および副反応のリスクを最低に抑える必要がある。以下にそのための方法を時系列に沿って述べ，さらに代替療法について簡単に説明する。**図1**には抗菌剤による尿路感染症治療の流れを示した。

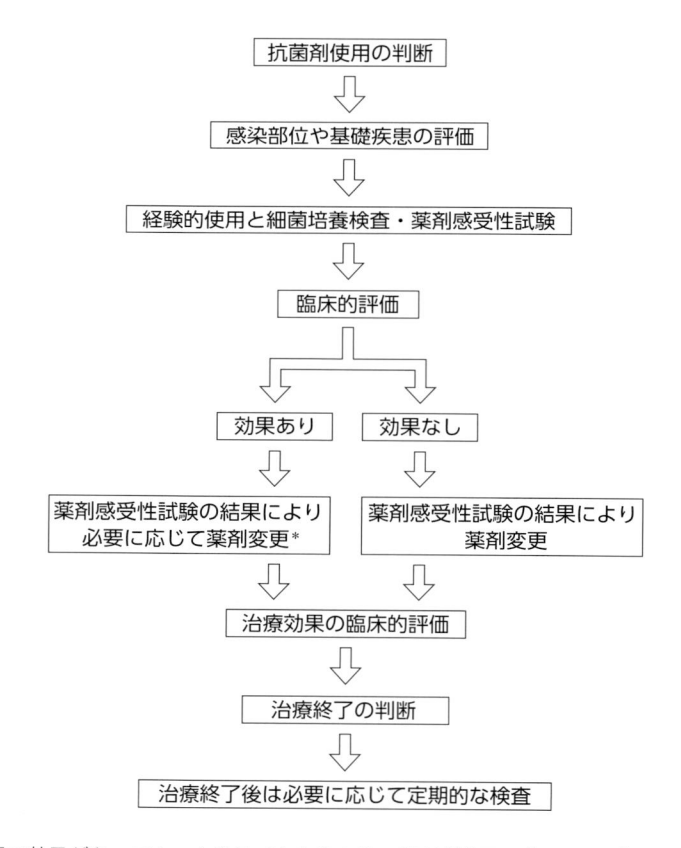

＊経験的使用で効果があっても，よりスペクトルの狭い薬剤が使用可能であれば，それに変更する

図1　尿路感染症の治療の流れ

》 1 抗菌剤適応であるかを判断する

一般に尿路感染症の動物に対して抗菌剤の使用が検討される場合には次のような状況が想定される。

（1）臨床徴候を示す動物から採材された検体に細菌が確認され，その細菌が臨床徴候の原因であると考えられる場合

尿路感染症が疑われる症例では，頻尿，血尿，膿尿，排尿時の異常行動などの訴えで来院する場合が多い。このような症例の臨床検査としての尿検査で細菌が確認された場合は，尿路感染症が存在することが推定される。

細菌の確認のためには，尿沈渣の直接鏡検と細菌培養を行うが，初診時は直接鏡検の所見がすべてとなる。直接鏡検では桿菌か球菌かの識別ができれば多くの場合十分であり，尿路系の病原細菌であれば桿菌はグラム陰性，球菌はグラム陽性であることがほとんどである。直接鏡検での細菌の有無にかかわらず，可能な限り細菌検査と薬剤感受性試験は実施する。抗菌剤による治療は培養のための採材を行ってから開始する。

尿の細菌検査には膀胱穿刺で得られた尿を用いるのが理想であるが，膀胱穿刺は常に行えるわけではない。膀胱穿刺以外の方法で得られた尿の培養により，コアグラーゼ陰性ブドウ球菌などの皮膚常在菌や，まれではあるがグラム陽性桿菌など，通常尿路感染で確認されることのない細菌が認められれば，尿路系以外からの汚染が疑われる。このような場合は，可能なかぎり膀胱穿刺を行って再度培養する必要がある。

尿の定量培養を行えば，自然排尿の検体であっても確認された細菌が原因菌か汚染菌かを判断できることが多い。

（2）細菌がまだ確認されていないが，動物の臨床徴候が細菌感染によるものであると強く推定される場合

尿路に関連した臨床徴候が認められ，尿沈渣の鏡検で細菌は確認できないが，血尿や尿中への多数の好中球の出現など細菌感染を強く示唆する所見がみられる場合には，第4章の項を参考に，その要因について鑑別を行う。一方，10歳齢未満で基礎疾患のない猫では，膀胱炎が細菌性である確率は1％未満であるとされ[1]，抗菌剤の使用の判断は犬より慎重に行うべきである。

（3）尿路感染の臨床徴候は認められないが，尿に細菌が確認され，抗菌剤を使用しないと重度の感染症に発展する可能性が高い場合

免疫抑制状態にある動物の尿から多量の細菌が検出される場合，あるいは血液培養検査で細菌が陽性となった動物で，その菌血症の原因が尿路系であると考えられる場合などがこれにあたる。これらは抗菌剤を使用しなければ生命を脅かす可能性があり，抗菌剤が適応となる。このような場合，選択される抗菌剤は広域スペクトルの殺菌作用の薬剤であることが多いが，第1章でも述べたようにカルバペネム系薬剤などヒトで重要な位置を占める抗菌剤は安易に使用してはならない。

（4）尿路感染症の臨床徴候は認められないが，細菌が確認され，全身への影響が
　　発生する可能性が低いと考えられる場合

　このような場合は一般に抗菌剤は使用しない。カテーテルを留置した動物でカテーテルの先端に細菌が認められることがあるが，このような例でも臨床徴候がみられない場合は無治療で経過観察してよいとされる。臨床徴候が発現した場合は抗菌剤の使用よりも，カテーテルを抜去するか，不可能であれば頻繁に交換することが勧められる[2]。

　また無症候性の細菌尿は基礎疾患がなく，全身への影響の可能性がない場合は，無治療でよいと考えられる[2]。

》2　動物の全身状態の評価をする

　抗菌剤の種類や使用期間に大きな影響を与える要因となるため，以下の項目について病歴，臨床徴候，臨床検査所見などから総合的に判断する。

（1）重症度の判定
　尿路に限局した感染であるのか，全身に影響が波及しているのか，今後悪化する可能性があるのかなどを評価し，治療の緊急性を判断する。とくに上部尿路感染症と前立腺炎では敗血症に注意する。
　尿路感染原性敗血症の治療の詳細については第8章を参照いただきたい。

（2）単純性下部尿路感染症，複雑性下部尿路感染症，および上部尿路感染症の鑑別
　解剖学的，生理学的に正常な動物でみられる単純性尿路感染症か，再感染や再発例，あるいは解剖学的，生理学的異常をもつ動物でみられる複雑性下部尿路感染症か，腎盂腎炎など上部尿路感染症かを病歴や臨床徴候，臨床検査所見などから鑑別する。

（3）基礎疾患の評価
　複雑性下部尿路感染症や上部尿路感染症では，糖尿病や全身性の感染症など尿路感染症の治療経過に影響を与える疾患や，肝障害，腎障害など抗菌剤の使用が制限される疾患の有無や程度を評価する。基礎疾患により選択できる抗菌剤が制限される場合も多い（第1章参照）。

》3　細菌検査と薬剤感受性試験を行う

　単純性下部尿路感染症では，抗菌剤の経験的使用のみで徴候が完全に消失して治療が終了することもあり得るが，現在耐性菌の発生率が非常に高いため（第5章参照），単純性下部尿路感染症と考えられる症例でも，経験的使用と並行して細菌検査と薬剤感受性試験を行うべきである。薬剤耐性のパターンは日常的に使用する抗菌剤の種類や，周囲の環境などにより各動物病院で差がみられることが多いことから，自らの症例でデータを集積して耐性の動向を監視することは重要である。
　尿培養検査を行う場合は膀胱穿刺がもっとも望ましいが，自然排尿の検体を用いても培養結果が陰性であれば細菌感染を否定する根拠になる。自然排尿の検体では，上記のとおり定

量培養を行うことが勧められる。

　薬剤感受性試験に用いる抗菌剤は，第1章で述べた基準を満たすものを中心に選択する。

　上部尿路感染症で血行性の感染が考えられる場合，上行性感染でも発熱や呼吸の異常など全身への影響がみられる場合は血液培養検査を行う。前立腺炎でも重症例では血液培養が必要となる。

》 4　抗菌剤の経験的使用を行う

　細菌検査のための検体採取が終了したら，各種のデータを参考に抗菌剤を選択して治療を開始する。抗菌剤の薬用量には一定の範囲があるが，一般論として経験的使用では副反応の危険がない限りできるだけ高用量で用いるようにすれば，効果がみられなかった場合に用量不足によるものか感受性のない薬剤を使用していたことによるものかを鑑別しやすくなる。

（1）単純性下部尿路感染症

1）尿沈渣で桿菌が確認された場合

　耐性菌を疑わない症例にはペニシリン系薬剤，アモキシシリン/クラブラン酸，セファロスポリン系第1世代の薬剤，クロラムフェニコールなどを選択する。耐性菌が疑われる症例については第5章を参照のこと。いずれの場合も可能なかぎり狭い抗菌スペクトルの薬剤を選択する。

2）尿沈渣で球菌が確認された場合

　耐性菌を疑わない症例には第1章［3］の**表7**の1の薬剤を選択する。全分離細菌の1/6程度を占める腸球菌はセフェム系薬剤に自然耐性であるため注意する。

　耐性菌が疑われる症例には第5章を参考に薬剤を選択する。尿路から分離される *Staphylococcus intermedius* Group は半数以上がメチシリン耐性であり，すべての β-ラクタム系薬剤が無効である。

3）尿沈渣で複数の細菌が確認された場合

　基礎疾患のない下部尿路感染症で，複数の菌の混合感染がみられることはまれであることから，尿沈渣の直接鏡検で球菌と桿菌など複数の菌種がみられた場合は，複雑性下部尿路感染症の可能性を考慮し，発見されていない基礎疾患などがないか再度評価する。汚染の可能性がある場合は膀胱穿刺により再度検査する。

　基礎疾患が確認された場合，複雑性下部尿路感染症に準じて治療を行う。

　単純性下部尿路感染症であることが再確認された場合は，前述の基準に準じて治療を行う。

（2）複雑性下部尿路感染症

　再感染や再発が疑われる場合で，以前と同じ細菌によると考えられる検査所見が得られた場合は，以前に行った薬剤感受性試験の結果から有効な抗菌剤を選択する。可能であれば，以前使用したものと異なる系統の抗菌剤を選択した方がよいとされるが[2]，安易に多剤を使い回すようなことは避けなければならない。

尿沈渣の直接鏡検所見などから以前と異なる細菌の感染が疑われる場合は，上記の単純性下部尿路感染症と同様の基準で抗菌剤を選択する。複雑性下部尿路感染症では抗菌剤の多用などから細菌が耐性化している可能性があり，耐性菌を想定した薬剤を使用する。

（3）上部尿路感染症

　診断後ただちに抗菌剤による治療を開始する。使用する薬剤は腎機能も考慮して選択する。腎盂腎炎の治療では，抗菌剤の血中濃度が重要であるため，尿中への排泄にこだわる必要はない。上行性の腎盂腎炎で，原因となった下部尿路感染症の原因菌や感受性が判明している場合は，それを参考にして薬剤を決定する。

　血行性の感染が考えられる場合と，上行性感染でも発熱など全身への影響がみられる場合は，血液培養検査を行う。敗血症が疑われる場合は，経験的に広域スペクトルの薬剤を使用することもやむを得ない。

（4）前立腺炎

　症例のほとんどが犬で，猫ではまれである。前立腺組織に良好に移行するミノサイクリン，ドキシサイクリン，フルオロキノロン系薬剤，クリンダマイシン，ST合剤などの抗菌剤を使用するのが原則であるが，急性前立腺炎で激しい疼痛を伴うなど組織破壊が強いと考えられる例では，通常の抗菌剤でも感染巣に到達できると考えられる[3]。しかし，ある程度炎症が収束に向かうと通常の抗菌剤は効果が低下するため，慢性化を防ぐためには上記の薬剤を選択するのが望ましい。

　前立腺の肥大や腫瘍，囊胞形成などを伴う場合も多いことから，画像診断などでそれらの存在が確認されたら並行して治療を開始する。囊胞形成が認められる場合は，外科的な介入が必要となる場合が多い。また，とくに去勢雄で前立腺腫大が確認された場合は，前立腺癌の可能性があるため慎重な対応が必要である。

　図2に前立腺炎の治療の流れをフローチャートで示した。

》 5　治療効果の臨床的評価を行う

　5〜7日ごとに臨床徴候を評価し，主訴となっていた症状が消失したかどうかを判断する。単純性下部尿路感染症では臨床徴候消失後速やかに抗菌剤の投与を中止する。

　臨床徴候の改善がみられない場合は，薬剤感受性試験の結果を待って必要に応じて抗菌剤の変更を行う。上部尿路感染症や前立腺炎で全身状態の悪化が著しい場合は，薬剤感受性試験の結果が得られる前であっても，緊急性に応じてより広域スペクトルの薬剤に変更することもある。上部尿路感染症では，抗菌スペクトルを広げるために2剤の併用を行う場合もある[1]。

》 6　細菌検査と薬剤感受性試験の結果に従った抗菌剤の再検討

　培養陰性の場合，1菌種のみが確認された場合，2菌種以上が確認された場合に分けて述べる（国内の検査機関のデータによれば，検出された細菌が1菌種のみが最も多く（73.3%），次いで2菌種（20.3%），2菌種以上（6.4%）であった[4]。

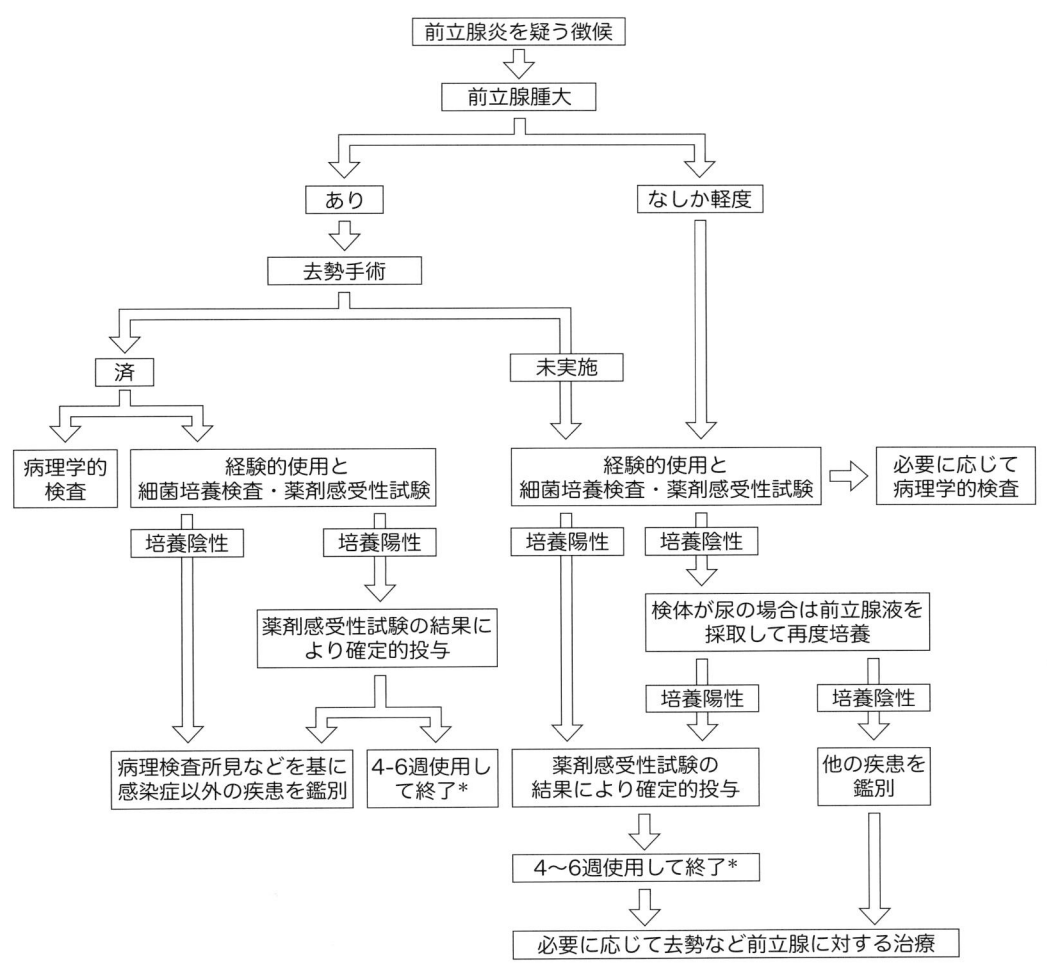

*5〜7日ごとに臨床徴候等を評価し，投与の必要がないと判断されたら速やかに終了する

図2　前立腺炎の治療の流れ

　この段階で，経験的使用で選択した抗菌剤が有効であったとしても，薬剤感受性試験の結果に応じて可能な限りさらにスペクトルの狭い薬剤に変更する。

（1）下部尿路感染症

1）細菌検査が陰性の場合

　検体の採材が抗菌剤使用前のもので，検体の保存や運搬が通常の手順で行われていれば細菌感染はなかったと考えてよい。保存期間が長い，極端な温度変化に曝露されるなど，検体中の細菌が死滅するような要因が考えられる場合は再検査する。

　すでに何らかの抗菌剤を使用している場合は，①抗菌剤が有効であった，②最初から細菌感染がなかった，のいずれかであるため，初診時の尿沈渣所見などから慎重に判断する。

　細菌感染がないと判断されたら抗菌剤は直ちに中止する。細菌感染が存在し，すでに使用していた抗菌剤が奏功したと考えられる場合は5〜7日ごとに臨床徴候を評価しながら，単純性下部尿路感染症では必要に応じて最長で投与開始から7〜14日まで，複雑性下部尿路感染症では同様に4週間まで投与を継続する[2]。いずれの場合も臨床徴候消失後はできるだけ速

やかに投与を中止する。

2) 細菌検査で1菌種のみが確認された場合
①単純性下部尿路感染症

　a. 結果が得られた時点ですでに臨床徴候が消失している場合。

　経験的使用で選択した抗菌剤が有効で，尿検査で感染持続の所見がみられなければ治療を終了してよい。使用した抗菌剤が無効であっても，臨床徴候が消失していれば新たに感受性薬剤を使用する必要はなく，そのまま終了する。

　b. 結果が得られた時点で臨床徴候が残存している場合。

　経験的使用で選択した抗菌剤が無効であれば有効な薬剤に変更する。臨床徴候が他の疾病に起因する可能性も考慮し，必要があれば並行して他疾患の鑑別を行う。

②複雑性下部尿路感染症

　再感染や再発の場合は，有効な薬剤を使用して臨床徴候が軽快していたとしても再度細菌検査を行い，陰性を確認してから治療を終了する。さらに治療終了後7日で細菌検査を行って感染の終息を確認する[2]。

　後驅麻痺などの基礎疾患があり完全な治癒が望めない症例でも，膿尿や血尿などの臨床徴候が消失しており全身への影響が少なければ無症候性の細菌尿と同様に抗菌剤の使用を中止してよいと考えられる。

　複雑性下部尿路感染症で分離される細菌では，薬剤感受性試験を行ったすべての抗菌剤に対して耐性の場合がある。このような例では，抗菌剤の種類を変更して再度薬剤感受性試験を行う。結果が出るまでの間は，薬剤感受性試験がMICを基に行われていればブレイクポイントとMICとの差が最も小さな薬剤を選択して使用することも考慮する。

3) 細菌培養検査で2菌種以上が確認された場合
　膀胱穿刺以外の方法で採取された検体では，汚染によるものでないかを検討する。汚染が疑われる場合は，膀胱穿刺を行って再度細菌培養検査を行う。

　汚染が否定された場合は，薬剤感受性試験の結果に従って治療を再検討する。基礎疾患の発見のための検査も併せて行う。薬剤感受性試験では以下の状況が想定される。
①すべての菌種に有効な抗菌剤がある場合

　抗菌剤選択の原則に従って最適な薬剤を選択する。
②一部の菌種にのみ有効な抗菌剤がある場合

　混合感染であっても臨床徴候の主な原因となる細菌は1種類であることが多い。尿の定量培養が行われていればもっとも多く認められた細菌に有効な薬剤を選択する。また，腸球菌を含む複数の細菌が混合感染している場合は，腸球菌以外の細菌に対して有効な薬剤を選択すれば感染が終息する可能性がある[2]。

　優勢な細菌の判断ができない場合は2剤の併用も考慮する。
③すべての細菌がすべての抗菌剤に耐性である場合

　耐性菌が増加している現在ではこのようなことがありうる。2)の②で述べたのと同様にブレイクポイントとMICとの差が最も小さな薬剤を選択して対処する。

（2）上部尿路感染症

　使用薬剤が感受性であり，臨床徴候や臨床検査の結果に改善が認められれば細菌培養検査により細菌が確認されなくなるまで継続する。

　2剤を併用していた場合，両方が感受性であれば臨床徴候を観察しながら片方を中止することもできる。臨床徴候の改善がみられない場合は，感受性薬剤の片方を他の感受性薬剤に変更することもできる。片方が耐性の場合はその薬剤をただちに中止する。2剤とも耐性の場合は感受性薬剤に変更する[1]。

（3）前立腺炎

　前立腺炎では尿を検体とすることも多いが，細菌培養検査が陰性であったり，薬剤感受性薬剤を使用しても臨床的改善がみられなかったりした場合には，前立腺液を検体として再度培養検査を行う必要がある。

　各種の感受性のパターンへの対応は下部尿路感染症と同様であるが，急性期以外では4の（4）で述べたとおり抗菌剤の選択に注意する。抗菌剤の治療中は5〜7日で臨床徴候の評価を行い，必要がある場合のみ使用を継続するが，症例によっては8〜24週間を要するものもある[5]。

》 7　再度治療効果の評価を行う

（1）臨床的評価

　薬剤感受性試験で抗菌剤の変更を行った場合は，5〜7日で主訴となっていた症状が消失したかどうかを判断する。有効な抗菌剤を使用して，細菌が確認されなくなっても，臨床徴候の改善がみられない場合は他疾患の鑑別を行う。

（2）細菌学的評価

　とくに単純性下部尿路感染症以外では，治療開始から5〜7日で尿の細菌検査を行う。この時点で培養陽性の場合は，さらに薬剤感受性試験を行い，その結果に従って抗菌剤の変更を行う[2]。抗菌剤使用終了予定日の3日前に，細菌培養検査を行うべきとする教科書もあり[1]，とくに再発を繰り返す症例では必要であると考えられる。

》 8　治療終了の判断を行う

　臨床徴候が消失した場合は速やかに抗菌剤を中止する。抗菌剤投与終了から7日でさらに尿の細菌培養検査を行い，陰性であれば治療を終了とする[2]。

　培養陽性であれば，基礎疾患や解剖学的異常など再発や再感染の原因となる要因について検討するとともに，臨床徴候などと総合的に判断して抗菌剤投与の再開の判断を行う。難治性尿路感染症では，治療終了後1，2，3，6および12カ月での細菌検査を行う[2]。前立腺炎でも同様の検査が必要であると考えられる。

》》 9　代替療法

　ヒトで抗細菌作用が認められており，尿路感染症の予防効果を発揮するとされるクランベリージュースによる代替療法は，獣医学領域ではエビデンスに乏しいとされるが，日本で行われた評価では，尿の酸性化に加えて，尿タンパク，潜血，細菌尿などに対する改善効果が確認されており[6]，クランベリーを含む市販のサプリメントが入手可能である。

参考文献

1. Chew DJ, DiBartola SP, Schenck PA (2011): Cystitis and urethritis: urinary tract infection. *Canine and feline nephrology and urology* 2nd ed, pp.10292-11875 (Kindle edition), Elsevier (Saunders), St Louis.
2. Weese JS, Blondeau JM, Boothe D, et al. (2011): Antimicrobial use guidelines for treatment of urinary tract disease in dogs and cats: antimicrobial guidelines working group of the international society for companion animal infectious diseases. *Vet Med Int*: doi: 10.4061/2011/263768.
3. 栗田吾郎 (2014)：合理的な抗菌剤の使用法. 『伴侶動物治療指針』 Vol.5.（石田卓夫 監修），pp.82-88，緑書房，東京.
4. 露木勇三：私信.
5. Sirinarumitr K (2014): Benign prostatic hypertrophy and prostatitis in dogs. *Current Veterinary Therapy* XV (Bonagura JD, Twedt DC eds), pp. 63228-63376 (Kindle edition), Elsevier (Saunders), St Louis.
6. 竹村直行，宮川優一，戸田典子，他 (2008)：犬のストルバイト結晶尿または細菌尿が認められた犬に対するクランベリー含有動物用サプリメントの有用性および安全性に関する評価検討. 「MVM」，17(5): 46-50.

第7章　複雑性尿路感染症

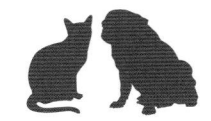

はじめに

　複雑性尿路感染症の症例において，宿主や感染菌に難治性となる要因が存在する可能性がある。本章では犬や猫の尿路感染症の抗菌治療を実施する上で注意しなければならない宿主や細菌の特性について詳述する。

[1] 宿主側の要因

【Summary】
●複雑性尿路感染症では，正常な宿主の防御機構が低下している。
●宿主の防御機構を低下させる要因は，①全身的な免疫力の低下，②尿の抗菌作用の喪失，③尿路の解剖学的異常，④尿路の生理学的異常，⑤医原性に分類される。

　複雑性尿路感染症とは，尿路の解剖学的・機能的異常がある場合，あるいは感染の持続や再発，治療の失敗を引き起こすような基礎疾患が存在する場合に起こる尿路感染症である[1]。複雑性尿路感染症が成立するためには，第3章の**図1**に示すような正常な宿主の防御機構が低下していることが必要条件である[2]。複雑性尿路感染症の分類と宿主側の要因については**表1**にまとめたが[3]，以下では，宿主の防御機構を低下させる要因を①全身的な免疫力の低下，②尿の抗菌作用の喪失，③尿路の解剖学的異常，④尿路の生理学的異常，⑤医原性の要因に分類し概説する[4]。

1　全身的な免疫力を低下させる要因

　全身的な免疫力を低下させる要因としては，糖尿病，副腎皮質機能亢進症などの内分泌疾患や免疫抑制剤や抗がん剤，グルココルチコイドの投与，ウイルス感染（猫白血病ウイルス，猫免疫不全ウイルス，猫伝染性腹膜炎，犬ジステンパーウイルス，パルボウイルス），腫瘍，妊娠などが挙げられる。

2　尿の抗菌作用を喪失させる要因

　健康な動物の尿は細菌の増殖を抑制する作用をもち，高い尿浸透圧や尿素，アンモニア，著しく高いもしくは低い pH などが細菌の増殖抑制に関与していると考えられている[5]。従って，持続的な尿比重（尿浸透圧）の低下がみられるような病態（利尿剤の投与，慢性腎臓病，甲状腺機能亢進症，副腎皮質機能亢進症，肝疾患）では，尿の抗菌作用が維持できない。また，糖尿病や腎尿細管での糖の再吸収障害がみられる病態（ファンコーニ症候群,腎性糖尿など）では，尿中へ糖が排泄されるため，尿中で細菌が増殖しやすい環境となる。

表1　複雑性尿路感染症の分類と宿主側の要因

複雑性尿路感染症の分類			宿主側の要因
併発疾患あり		• 尿路の構造や機能に影響を与える疾患が存在する • 併発疾患があり，持続感染，再発性感染および治療の失敗の原因となっている	◆内分泌疾患 　• 糖尿病 　• 副腎皮質機能亢進症 　• 甲状腺機能亢進症 ◆慢性腎臓病 ◆尿路・生殖器の解剖学的異常 ◆免疫力低下 ◆神経因性膀胱 ◆妊娠
再発性感染	再燃性	• 治療が成功した後，数週間から数ヵ月以内に再発 • 治療中は細菌は確認されない • 同じ病原体の感染	病原体の排除に失敗 ◆根深いニッチ 　• 腎盂腎炎 　• 前立腺炎 　• 膀胱粘膜下の保菌 　• 結石 　• 腫瘍
	難治性／持続性	• 感受性のある抗菌剤の使用にもかかわらず，細菌培養検査が持続的に陽性 • 治療中，治療後に細菌尿が改善されない	まれ ◆宿主の防御能の低下 ◆構造的異常 ◆投薬の失敗 ◆抗菌薬の代謝もしくは排泄異常
	再感染	• 別の病原体に再び感染 • 前回の感染からの時間はさまざま	◆全身的な免疫能低下 　• 内分泌疾患 　• 免疫抑制状態 ◆抗菌特性が尿中で喪失 　• 尿糖 　• 低比重尿 ◆解剖学的異常 ◆生理学的素因 　• 神経因性膀胱 　• 尿失禁
	菌交代症	• 元々の病原菌の治療中に他の病原菌が感染	◆膀胱瘻チューブ ◆尿道カテーテル留置 ◆腫瘍

》 3　尿路の解剖学的異常

　尿路の解剖学的異常によって，正常な尿路でみられる細菌の機械的な洗い出しが阻害される。原因として，外陰部の構造異常，異所性尿管，尿膜管遺残，膣前庭狭窄，腫瘍や結石による物理的な閉塞などが挙げられる。

》 4　尿路の生理学的異常

　膀胱アトニー，脊髄病変，機能的尿道閉塞では，蓄尿が継続し，細菌の機械的な洗い出しが阻害される。また，尿道括約筋機能不全や異所性尿管による尿失禁が認められる場合には，毛細管現象による尿の吸い上げ作用により細菌の上行が可能になることがあり，また，外陰部周囲皮膚の膿皮症は再発性尿路感染症のリスクファクターとなる。

》 5　医原性の要因

　尿道カテーテルの留置や間欠的な尿道カテーテル挿入は膀胱瘻チューブの設置では，カテーテル挿入時の汚染やカテーテルに沿って細菌が上行性に移動するため感染のリスクファクターとなる。

参考文献

1. Weese JS, Blondeau JM, Boothe D, et al. (2011): Antimicrobial use guidelines for treatment of urinary tract disease in dogs and cats: antimicrobial guidelines working group of the international society for companion animal infectious diseases. *Vet Med Int*: doi: 10.4061/2011/263768.
2. Senior D, (2011): Urinary tract infection - bacterial. *Nephrology and urology of small animals* (Bartges J, Polzin DJ eds.), pp.710-724, Wiley-Blackwell, Oxford.
3. Olin SJ, Bartges JW (2015): Urinary tract infections: treatment/comparative therapeutics. *Vet Clin North Am Small Anim Pract*: 45(4): 721–746.
4. Fischer J R (2014): Persisitent Escherichia coli urinary tract infection. *Kirk's Current veterinary therapy* XV (Bonagura JD, Twedt DC eds.), pp. 880-883, Elsevier (Saunders), St. Louis.
5. Chew DJ, DiBarotola SP, Schenck PA (2011): Cystitis and urethritis: urinary tract infection. *Canine and feline nephrology and urology* 2nd ed., pp.240-271, Elsevier (Saunders), St. Louis.

[2] 多剤耐性菌

【Summary】
● 多剤耐性には自然耐性と獲得耐性とがあり，いずれも抗菌剤治療時に支障になる可能性がある。
● 獲得耐性による多剤耐性菌では基質特異性拡張型 β - ラクタマーゼ産生菌とメチシリン耐性ブドウ球菌の分離頻度が高い。
● 初期の抗菌剤治療が奏功しない場合には多剤耐性菌の可能性を考慮して，原因菌の検査などを積極的に行うことが推奨される。

多剤耐性とは，その名のとおり，複数（通常，少なくとも 3 系統以上）の抗菌剤に対する耐性と定義される。広義的にはこの定義に当てはまる特性を有する細菌はすべて多剤耐性菌となる。一方で，一部の菌種においては，種特異的に複数系統の抗菌剤に対する耐性を「元々」有するものが存在する。こうした耐性は自然耐性と呼ばれ，後天的に獲得した耐性（獲得耐性）とは区別して取り扱われることが多い。とくに複数系統の抗菌剤に対する獲得耐性を狭義の多剤耐性と呼び，獣医療上のみならず公衆衛生上も問題となることがある。しかし，自然耐性，獲得耐性にかかわらず，多剤耐性を示す細菌は抗菌剤治療の大きな支障となる可能性があるため，ぜひとも注視していなければならない。犬や猫の尿路感染症において遭遇しうる代表的な多剤耐性菌について以下に概説する。なお，各耐性菌の分離率などについては，第 5 章にて詳述されているので参考にされたい。

≫ 1 自然耐性による多剤耐性菌

自然耐性として多剤耐性を示す菌種は複数知られているが，獣医療上問題となる細菌は，おもにグラム陰性桿菌か腸球菌の場合である。その概要を**表 2** および**表 3** に示す[1]。グラム陰性桿菌のうち腸内細菌科細菌においては，とくにペニシリン系薬剤やセファロスポリン系薬剤といった β-ラクタム系薬剤に対する自然耐性を示すものが多く，これらはおもに染色体上の耐性遺伝子に起因する。一方で，代表的なブドウ糖非発酵グラム陰性桿菌である *Pseudomonas aeruginosa*（緑膿菌）と *Acinetobacter baumannii* では，β-ラクタム系以外の系統の薬剤に対しても自然耐性を示すことが知られている。とくに，*P. aeruginosa* は元来，犬や猫に承認されている薬剤の多くに耐性を示すため，アミノグリコシド系薬剤またはフルオロキノロン系薬剤が適応となる[2]。不必要な抗菌剤の使用を避けるためにも，各菌種の自然耐性について理解することは非常に重要である。

≫ 2 獲得耐性による多剤耐性菌

獲得耐性による多剤耐性菌は，本来的には感受性を示す細菌がプラスミドなどを介して耐性遺伝子を獲得することで生じる。あらゆる菌において後天的に耐性を獲得する可能性はあるが，獣医療上問題となっているのは，グラム陰性桿菌にみられる基質特異性拡張型 β - ラクタマーゼ（ESBL）産生菌とメチシリン耐性ブドウ球菌（MRS）である。

表2　犬と猫から検出されうるグラム陰性桿菌の自然耐性

菌種	アモキシシリン	アモキシシリン／クラブラン酸	第1世代セファロスポリン系薬剤	セファマイシン系薬剤	第2世代セファロスポリン系薬剤	第3世代セファロスポリン系薬剤	テトラサイクリン系薬剤	ST合剤	クロラムフェニコール	ホスホマイシン
Citrobacter freundii	耐性	耐性	耐性	耐性	耐性					
Enterobacter cloacae complex	耐性	耐性	耐性	耐性	耐性					
Klebsiella pneumoniae	耐性									
Proteus mirabilis							耐性			
Serratia marcescens	耐性	耐性	耐性	耐性	耐性					
Acinetobacter baumannii	耐性	耐性	耐性	耐性	耐性				耐性	耐性
Pseudomonas aeruginosa	耐性	耐性	耐性	耐性	耐性	耐性 *	耐性	耐性	耐性	耐性

* 一部効果を有する抗菌剤（セフタジジムなど）が存在するが獣医療で使用されることは少ないため，便宜上耐性としている。
CLSI のガイドライン[1]の Appendix B1 および B2 を一部改変

表3　犬と猫から検出されうる腸球菌の自然耐性

菌種	セファロスポリン系薬剤	バンコマイシン	アミノグリコシド系薬剤	クリンダマイシン	ST合剤
Enterococcus faecalis	耐性		耐性	耐性	耐性
Enterococcus faecium	耐性		耐性	耐性	耐性
Enterococcus gallinarum／E. casseliflavus	耐性	耐性	耐性	耐性	耐性

CLSI のガイドライン[1]の Appendix B4 を一部改変

（1）基質特異性拡張型β‐ラクタマーゼ（ESBL）産生菌

　ESBL とはβ‐ラクタム剤を分解する酵素であるβ‐ラクタマーゼのうち，基質が拡張した，すなわち分解できる抗菌薬の種類が広くなったものを意味する。したがって，ESBL 産生菌は，多くのβ‐ラクタム系薬剤，すなわちペニシリン系薬剤やセファロスポリン系薬剤に対して耐性を示し，なかでも第3世代セファロスポリン系薬剤に対する耐性が特徴として挙げられる。さらに，ESBL 産生菌の警戒すべき特徴として，長年の歴史を経て，β‐ラクタム系薬剤以外の抗菌剤，例えばフルオロキノロンなどに対しても高率に耐性を示すことが挙げられる[3]。結果的に，ESBL 産生菌は，多くの系統の抗菌剤が効かない多剤耐性菌として認識されている。

　犬や猫の尿路感染症から ESBL 産生菌として分離される菌種として，最も多いのが大腸菌であり，次いで *Klebsiella* 属菌，*Enterobacter* 属菌などである。ESBL 産生菌は尿路感染症からの分離率が他の部位と比較して高く，本感染症の治療上最も重要な多剤耐性菌である。

（2）メチシリン耐性ブドウ球菌（MRS）

犬や猫の MRS として分離される頻度が高い菌種は *Staphylococcus pseudintermedius* であり，次いでコアグラーゼ陰性ブドウ球菌，*S. aureus* が挙げられる。これらの菌種のうちメチシリン耐性遺伝子を有するものが MRS と呼ばれており，本耐性遺伝子によりブドウ球菌が本来もっている細胞壁合成酵素とは異なる酵素を産生することで，メチシリンを含む多くの β-ラクタム系薬剤に耐性を示す[4]。メチシリン耐性遺伝子には複数種知られているが，最も有名なのが *mecA* 遺伝子であり，通常，MRS か否かは当該遺伝子の有無により確認される。さらに，MRS は β-ラクタム系薬剤の他，フルオロキノロン系薬剤，マクロライド系薬剤など多くの抗菌剤に対して耐性を示すのが特徴であり[4]，犬や猫の尿路感染症においても比較的分離率の高い多剤耐性菌として認識されている。

》》 3　多剤耐性菌に対する対応

多剤耐性菌に対しては，感受性菌や一般的な耐性菌よりも格別の注意が必要となる。そのため，迅速な検出と適切な対応が求められる。その注意事項について，以下に記述する。

（1）多剤耐性菌の検出方法

上記のように，多剤耐性菌にはさまざまな菌種や耐性機構が関与するため，一律に検出する方法は存在せず，それぞれに特異的な薬剤感受性や遺伝子性状を確認することが必要となる。多剤耐性菌の感染を疑うタイミングについては特段科学的な根拠はないものの，一次選択薬として推奨される抗菌剤が奏功しない場合には，多剤耐性菌の可能性について考慮することが望ましい。とくに多くの多剤耐性菌は β-ラクタム耐性を有しており，かつそれが問題となることが多いため，β-ラクタム系薬剤（ペニシリン系薬剤またはセファロスポリン系薬剤）を使用しても改善がみられない症例では積極的に検査する必要がある。図1に多剤耐性菌の検査フローチャートを示す。院内でも実施可能なグラム染色と薬剤感受性試験により推測は可能だが，最終的には外注検査による菌種同定と遺伝子検査が必要となる。

（2）多剤耐性菌感染症例に対する治療

あらゆる細菌感染症の抗菌治療において，原因菌が感受性を示す抗菌剤を選択することが原則であり，その原則は多剤耐性菌に対しても同様である。いうまでもなく，多剤耐性菌においては感受性を示す抗菌剤が非常に限られていることから，使用可能な抗菌剤は一般に少ない。自然耐性による多剤耐性菌については**表2**及び**表3**で耐性とされていない抗菌剤は適用できる可能性がある。ただし，これらの耐性菌がさらなる獲得耐性により，より高度の多剤耐性菌となっていることもあるので注意が必要である。また，獲得耐性による多剤耐性菌においては図2に挙げた薬剤に対して感受性を示すことがあるため，その場合は適応可能かもしれない。ただし，これら薬剤においても耐性を示すことがあるため，薬剤感受性試験により感受性を確認後に使用しなければならない。また，<u>たとえ感受性を示すとしても医療分野においてきわめて重要な抗菌剤（カルバペネム系薬剤など）については真に必要な場面に限り使用することとし，乱用は厳に慎まなければならない。</u>

また，上記の推奨抗菌剤はあくまで *in vitro* の調査結果に基づくものであり，犬や猫の多

剤耐性菌感染症に対する治療のエビデンスに関する報告は非常に限られている[5,6]。今後のさらなる調査が期待される。

（3）多剤耐性菌感染に対する心構え

　多剤耐性菌は，いうまでもなく抗菌剤の多用・乱用が進んだ結果として生み出されたものである。したがって，多剤耐性菌の発生や蔓延を可能な限り抑止するためには，やはり抗菌

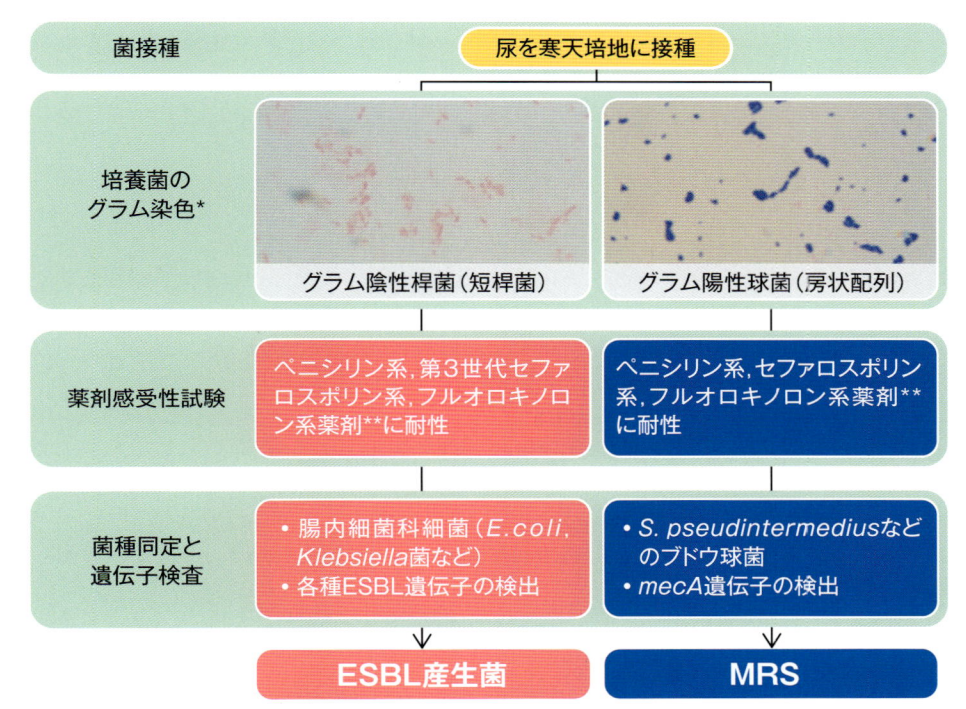

図1. ESBL 産生菌および MRS の検査フローチャート
* 尿を直接グラム染色してもよいが，培養菌の方が典型的な染色性・形態をとるため，培養菌におけるグラム染色性を確認することが望ましい。
** きわめて少数ながらフルオロキノロンに感受性を示すものもある。

ESBL産生菌	MRS
・アモキシシリン/クラブラン酸 ・セフメタゾール ・ミノサイクリン ・ドキシサイクリン ・アミカシン ・クロラムフェニコール ・ホスホマイシン* ・ファロペネム** ・イミペネム/シラスタチン**	・ミノサイクリン ・ドキシサイクリン ・クリンダマイシン ・クロラムフェニコール ・アミカシン ・リファンピシン ・ホスホマイシン*

図2. ESBL 産生菌および MRS に対して適用できる可能性がある抗菌剤
* ホスホマイシンは，重篤な副作用（腎不全）を生じさせる可能性が高いことから，猫には禁忌である。
** 医療上きわめて重要な薬剤であることから，他のすべての抗菌剤が適応できない場合など真に必要な場面に限局して使用すること。

剤の多用・乱用を慎むことが何より優先される。これは多剤耐性菌感染症例を生み出さないようにするための予防的な措置であることを念頭に置き，日常的に心がける必要がある。

　また，多剤耐性菌が通常の耐性菌よりもさらに注視されている理由として，その影響が眼前の感染症例だけではとどまらないということである。その例として，これまで多剤耐性菌の動物病院内での院内伝播事例が数多く報告されている[7]。このことは動物間で水平伝播が生じる可能性があることを意味している。さらに，危惧されることとして公衆衛生上の問題である。現在のところ，動物における多剤耐性菌がヒトに伝播し悪影響を及ぼす可能性については議論の域を脱しない状況である[8]。しかし，その可能性がゼロではない以上，常にそれを防ぐ対策が求められる。こうした動物—動物間または動物—ヒト間の伝播を抑制するためにも，正しい理解のもとでの院内感染対策を常日頃から取り組むことが求められる[9]。

参考文献

1. Clinical and Laboratory Standards Institute (2015): Performance Standards for Antimicrobial Susceptibility Testing: Twenty-Fifth Informational Supplement. CLSI document M100-S25. Wayne.

2. Harada K, Arima S, Niina A, et al. (2012): Characterization of *Pseudomonas aeruginosa* isolates from dogs and cats in Japan: current status of antimicrobial resistance and prevailing resistance mechanisms. *Microbiol Immunol*, 56(2): 123-127.

3. Li XZ, Mehrotra M, Ghimire S, et al. (2007): β-lactam resistance and β-lactamases in bacteria of animal origin. *Vet Microbiol*, 121 (3-4): 197-214.

4. van Duijkeren E, Catry B, Greko C, et al. (2011): Review on methicillin-resistant *Staphylococcus pseudintermedius*. *J Antimicrob Chemother*, 66 (12): 2705-2714.

5. 嶋田恵理子，宮本忠，鳩谷晋吾 (2012): 第三世代セファロスポリン耐性大腸菌が分離された犬の6例.「日獣会誌」, 65 (6): 452-456.

6. 嶋田恵理子，木村唯，宮本忠，他 (2014): 犬猫におけるメチシリン感受性とメチシリン耐性ブドウ球菌感染症の治療成績.「日獣会誌」, 67 (6): 426-431.

7. Wieler LH, Ewers C, Guenther S, et al. (2011): Methicillin-resistant staphylococci (MRS) and extended-spectrum beta- lactamases (ESBL)-producing Enterobacteriaceae in companion animals: nosocomial infections as one reason for the rising prevalence of these potential zoonotic pathogens in clinical samples. *Int J Med Microbiol*, 301(8): 635-641.

8. Ewers C, Bethe A, Semmler T, et al. (2012): Extended-spectrum β-lactamase-producing and AmpC-producing *Escherichia coli* from livestock and companion animals, and their putative impact on public health: a global perspective. *Clin Microbiol Infect*, 18(7): 646-655.

9. 高橋徹 (2014): 動物診療施設から感染症を出さないために.「日獣会誌」, 67 (7): 460-464.

[3] バイオフィルム

【Summary】
●複雑性尿路感染症の要因として，細菌によるバイオフィルム形成が指摘されている。
●ヒトの細菌感染症例の80％以上がバイオフィルム形成菌によるといわれている。
●バイオフィルム内微生物の抗菌剤耐性度は遊離状態と比べて最大で1,000倍に上昇する。
●最小バイオフィルム撲滅濃度の測定は，最適な抗菌剤の選択に役立つ。

1 バイオフィルムとは

　バイオフィルムは，微生物が産生する菌体外多糖（exopolysaccharide：EPS）などの細胞外物質からなる強い結合力を持った集合体である。微生物は生体内ではほとんどがバイオフィルムを形成している。そのなかには無害なバクテリアや真菌も存在するが，ヒトや動物に対する病原体にとっても格好の生育環境となる。バイオフィルム内では他種類の細菌が高密度で生息しており，お互いに代謝産物やエネルギー，情報のやりとりをしていて遺伝子の交換も起こっている。これらによって単独の細菌にはない機能を生み出すと同時に，多種多様な環境変化にも対応できるようになる。

　バイオフィルムが形成されると，特定のバイオフィルム内の細胞性信号により層状，塊状，膜状となり，キノコ形の集合体に分化していく（**図3，4，5**）。

　さらに，表面に細胞外高分子マトリックスを産生することで，よりその防護能を強める。また，免疫寛容物質を分泌し，生体の炎症反応を減弱し除去されるのを防いでいる。バイオフィルム表面には好気性細菌が，その奥には嫌気性細菌がコロニーを作り共同生活を営みながら外界から身を守ることもある。

　最近になってこのバイオフィルムが，難治性感染症の大きな要因となることが数多く報告されてきた。アメリカ合衆国の The National Institutes of Health（NIH）は，ヒトの細菌感染症例の80％以上がバイオフィルム形成菌によると報告している[1]。いったんバイオフィルムが形成されると，殺菌剤や抗菌性物質など化学物質に対する耐性が増加し，表面に固着するため，それを除去するのが非常に難しくなる[2]。このため従来の単体の遊離細菌ではなく，このような生体内におけるバイオフィルムの概念を前提とした適切な抗菌剤の選択と投与が，これからの感染症治療には重要となってくる。

2 MIC と MBEC™

　動物やヒトの病原菌に対する抗菌剤感受性を決定するために用いられる最小発育阻止濃度（MIC）は，抗菌剤選択のゴールドスタンダードとして使われてきた[3]。しかし，この検査は，遊離細菌の感受性を対象としたものである[4]。遊離細菌の MIC についての本質的な問題点は，バイオフィルムを根絶するために必要な濃度と相関しないということにある[5]。このことにより，バイオフィルムが関連する細菌感染を治療するための抗菌剤の誤用が，細菌の抗菌剤耐性の獲得や拡大に寄与することが想定される[6]。現在はバイオフィルムを根絶するため

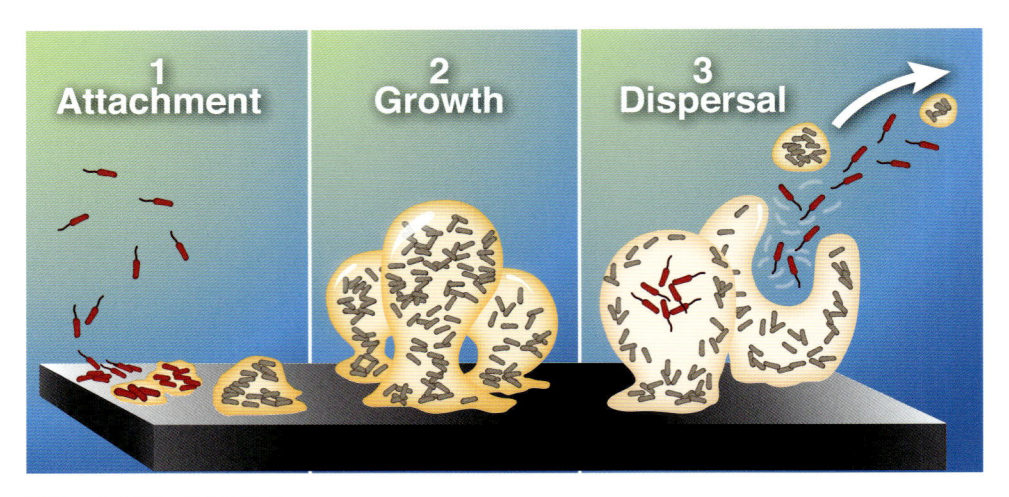

図3　バイオフィルムの形成

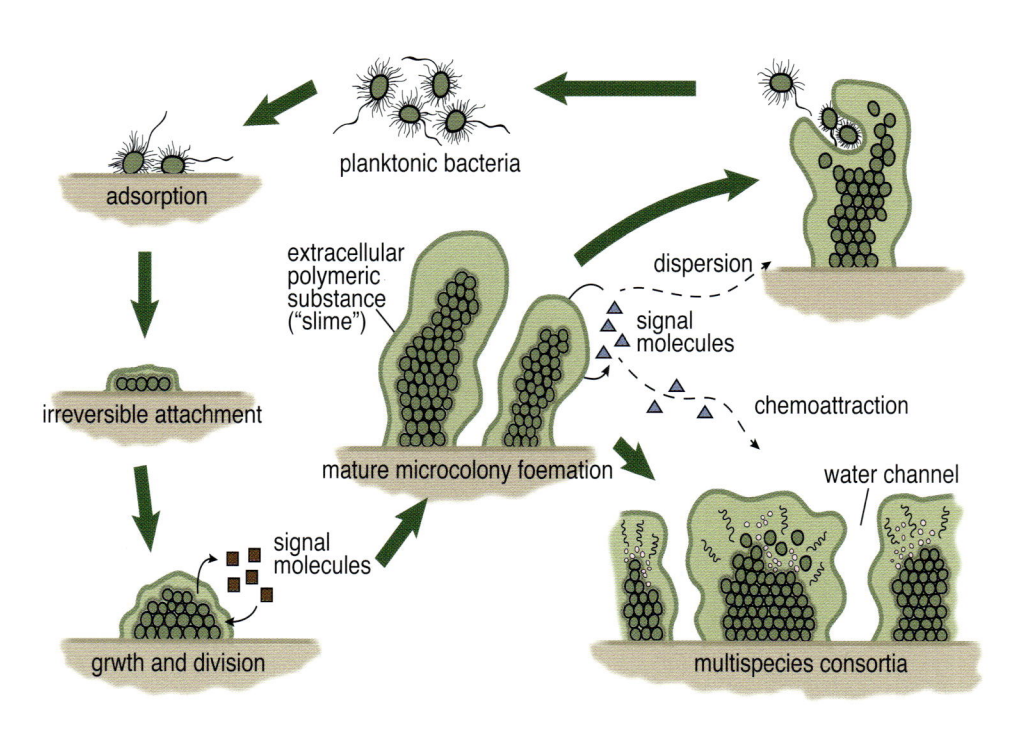

図4　バイオフィルムのライフスタイル

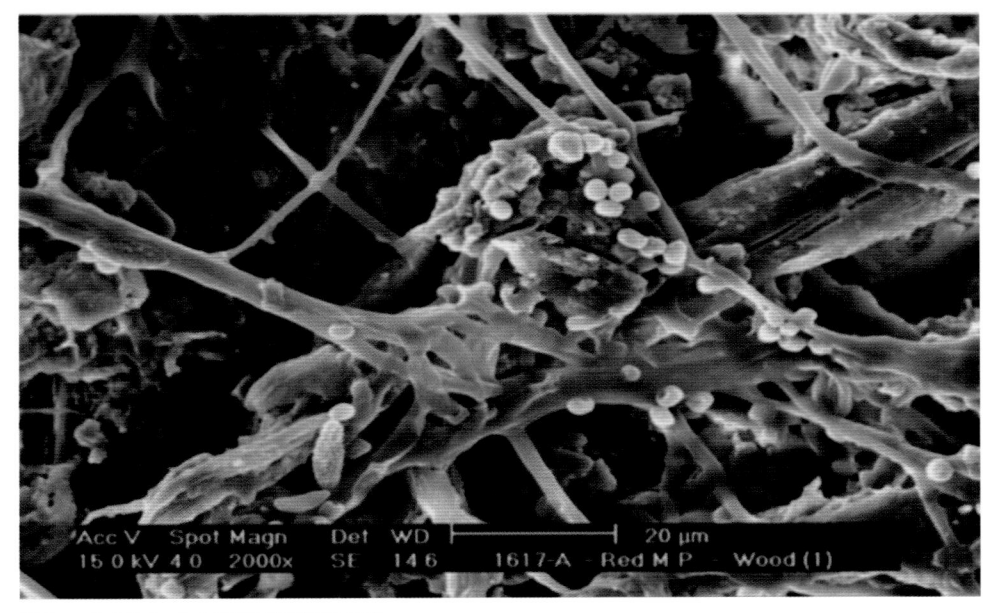

図5　バイオフィルムの電子顕微鏡写真
球形が菌体コロニー，網状物質がポリサッカライド，空洞部分が養分を運ぶ水路（Water Channel）となりバイオフィルムという集落を形成している。生物としての知恵にあふれた構造とメカニズムを備えている。

の最小抗菌剤濃度を測定することが可能で，これは最小バイオフィルム撲滅濃度（Minimum Biofilm Eradication Concentration：MBEC[TM]）と呼ばれている[7]。

　症例ごとにMBEC[TM]を決定することは，バイオフィルムの撲滅を目的とした抗菌剤の選択に役立つことが知られている[8]。近年，あるコマーシャルラボにおいて，細菌群のMBEC[TM]を決定するための *in vitro* 試験が開発された。becSCREEN[TM]（Spectrum Laboratories® Inc.2013，フェニックス，アリゾナ州）という名称で，日本でも利用可能となっている。

　バイオフィルムを形成する複数の *Pseudomonas aeruginosa* 臨床分離株の感受性を検査し，これらの結果を標準MICと比較する回顧的研究では，MBEC[TM] の検査結果による抗菌剤の組み合わせが，臨床上の治療結果においてMICの結果によるものを上回っていたことを明らかにしている[9]。

》 3　バイオフィルムと尿路感染症

　尿路感染症は，バイオフィルムが深刻な問題になりうる主要な疾患の1つである。尿路系におけるバイオフィルムは，ヒトでは尿路上皮，前立腺結石，および尿道カテーテル内腔で検出されている[1,10]。細菌が尿路上皮に付着してバイオフィルムを形成した場合，それらが腎組織に侵入すれば，腎盂腎炎の原因となるし，さらには慢性細菌性前立腺炎の原因ともなる[11]。前立腺炎の場合には，コロニー化した細菌群が前立腺分泌液や尿検体に検出されない可能性があるのでその診断が困難となる[12]。

　カテーテル表面上に作られた環境条件も，細菌付着およびバイオフィルムを構築するための理想的な場所となることが知られている[13]。尿道カテーテル内面では， *Proteus mirabilis*

のような特定の細菌により産生されたウレアーゼが問題を起こす[14]。P. mirabilis はウレアーゼの他，マンノース耐性線毛などバイオフィルムを形成することを可能にするいくつかの病原性因子も有している[15]。その他，Proteus vulgaris と Providencia rettgeri なども，結晶性バイオフィルムを生産する能力をもっている[16]。これらの結晶は，カテーテル内面に被膜を形成し，カテーテルに含有されている抗菌性物質から細菌を保護する層を形成する。

また，バイオフィルム形成は急性前立腺炎の原因となる菌株の増強になることがある。前立腺炎を有するヒトの男性患者から採取した Escherichia coli 株の63%が in vitro でのバイオフィルム形成を示したが，それとは対照的に膀胱炎および腎盂腎炎を引き起こす E. coli 株での形成率は40%であったことが報告されている[17]。バイオフィルム形成は，細菌性前立腺炎が従来の治療法では根絶することがとても難しいことの理由となるであろう。

犬の尿路病原性 E. coli が，フルオロキノロン系薬剤に抵抗性を示す理由が耐性菌によるものではなく，E. coli 群によるバイオフィルム形成によるものであったことを in vitro において検証した報告がある[18]。

これらの事実をもとに，獣医学におけるバイオフィルムと抗菌剤耐性のコントロールの認識を新たにすることがより適切な治療プロトコルの確立に役立つ。

》 4 バイオフィルムの撲滅を目的とした治療

バイオフィルムの撲滅のためには，その構造を破壊することと，バイオフィルム構造内の細菌を殺滅することの両方が必要である。適切な抗菌剤がバイオフィルム外層の細菌を殺すと，その部分での EPS の産生が低下する。死滅した細菌の遺残物が栄養源となり，残った細菌の代謝が亢進して，より抗菌剤の作用に対して感受性を示すようになり，死滅していく。この過程がほとんどのバイオフィルムが破壊されるまで続く。これによりバイオフィルム構造の奥深くにある細菌に抗菌剤が到達しやすくなる。残った細菌やバイオフィルムは免疫細胞（T リンパ球，B リンパ球，マクロファージ）によって排除される。

バイオフィルム感染症が成立した症例では，単独の抗菌剤療法で除菌することは難しいことが多い。その対処法として複数の抗菌剤の組み合わせ以外に，いくつかの候補が挙げられ，臨床実績の積み重ねが行われている。その代表的なものを以下に示す。

（1）マクロライド系薬剤の併用

いくつかの研究では，マクロライド系薬剤との併用療法を推奨している。マクロライド系薬剤はバイオフィルム関連感染症における最適な治療法として，最初に選ばれた抗菌剤の1つである[22]。

マクロライド系薬剤（エリスロマイシン，クラリスロマイシン，およびアジスロマイシン）は，バイオフィルム関連感染症に対する in vitro と in vivo 双方における高い抗バイオフィルム活性を示し，グラム陰性細菌によって誘導されるマトリックスの主要な成分であるアルギン酸塩の産生を阻害する働きをもつ[19]。マクロライド系薬剤は，P. aeruginosa などのグラム陰性菌に対して有効であることが示されており，より最近では Staphylococcus 属のバイオフィルムに対する効果も確認されている[20]。

バイオフィルム形成を抑制するために必要なマクロライド系薬剤の用量は，動物の臨床で

も現実的なレベルなので，これらの事実のもつ臨床的意義は重要である。

（2）ホスホマイシン

ホスホマイシン は，フルオロキノロン系薬剤とのコンビネーションによって，*P. aeruginosa* が形成したバイオフィルムへの併用効果が報告されている[21]。複雑性尿路感染症の中でもカテーテル留置例で多く認められる *P. aeruginosa* 感染症の治療には、MBEC™の結果から、適切な抗菌剤コンビネーションを選択できることが期待される[21]。

（3）クランベリーエキス

抗バイオフィルム効果について，もっともよく研究された化合物の１つは，クランベリーエキスである[22]。クランベリーエキスは尿路感染症の予防効果を有することが知られている。その作用機序として尿の酸性化作用や，プロアントシアニンによる体内での抗酸化栄養素としての作用が考えられている。また，尿路における抗バイオフィルム効果についてもいくつかの報告がある[23,24]。尿路病原性 *E. coli* に対するクランベリーの効果は，クランベリー抽出物中の A-タイプ　プロアントシアニジン三量体の存在に起因するものである。それは，付着防止剤として作用することが明らかにされている[25,26]。

（4）サリチル酸

非ステロイド系抗炎症薬アスピリンの有効成分でもあるサリチル酸は，尿路病原性 *E. coli* が膀胱上皮細胞表面に付着してコロニー化する際に必要なタイプ１線毛の発現を阻害してバイオフィルム形成を減少させることが示されている。さらにサリチル酸は，細胞外マトリックス生成に関与する遺伝子（OmpA）の発現を減少させる効果を有し，バイオフィルム抑制を強化することが解明されている[27]。その生体内での効果は今後の検証課題である。

》 おわりに

獣医療における細菌のバイオフィルム形成に関する情報は乏しい反面，その影響力は著しい。抗菌剤や殺菌・消毒薬，宿主の免疫応答に対する耐性上昇の可能性がある。これらの耐性の発達は，動物の治療や効果的な生活環境の消毒の妨げとなる。このことは動物衛生・公衆衛生のどちらへも影響するので，バイオフィルム内の抗菌剤耐性遺伝子の存続とともに無視できない点である。MBEC™ の結果を *in vivo* に応用した臨床知見の蓄積によって獣医療にとって重要な病原細菌に対する対処策が明確になることは，今後の展望を明るくしている。しかし生体内のバイオフィルム形成とその防備についての研究はわずかしかなされていない。動物のバイオフィルム関連性尿路感染症の治療と予防についてのより効果的な方策が開発されるにはさらなる研究が望まれる。

参考文献

1. Justin JR, Christian M (2009): Controlling bacterial biofilms. *Chem Bio Chem*, 10(14): 2287–2294.

2. Gilbert P, McBain AJ (2001): Biofilms: their impact on heath and their recalcitrance toward biocides. *Am J Infect Control*, 29(4): 252-255.

3. Saiman L, Schidlow D, Smith A eds. (1994): *Concepts in care: microbiology and infectious disease in cystic fibrosis*, vol. 5. Cystic Fibrosis Foundation, Washington, D.C.

4. Curtin J, Cormican M (2003): Measuring antimicrobial activity against biofilm bacteria. *Rev Environ. Sci Biotech*, 2(2): 285-291.

5. Smith AL, Fiel SB, Mayer-Hamblett N, et al. (2003): Susceptibility testing of *Pseudomonas aeruginosa* isolates and clinical response to parenteral antibiotic administration: lack of association in cystic fibrosis. *Chest*, 123(5):1495-1502.

6. Costerton JW, Lewandowski DE, Caldwell DR, et al. (1995): Microbial biofilms. *Annu Rev Microbiol*, 49: 711-745.

7. Ceri H, Olson ME, Stremick C, et al. (1999): The Calgary Biofilm Device: new technology for rapid determination of antibiotic susceptibilities of bacterial biofilms. *J Clin Microbiol*, 37(6):1771-1776.

8. Olsen ME, Ceri H, Morck DW, et al. (2002): Biofilm bacteria: formation and comparative susceptibility to antibiotics. *Can J Vet Res* 66(2): 86-92.

9. Keays T, Ferris W, Vandemheen KL, et al. (2009): A retrospective analysis of biofilm antibiotic susceptibility testing: a better predictor of clinical response in cystic fibrosis exacerbations. *J Cyst Fibros*, 8(2):122-127.

10. Tenke PB, Kovacs M, Jackel, et al. (2006): The role of biofilm infection in urology. *World J Urol*, 24(1): 13-20.

11. Nickel JC, Ruseska I, Wright JB, et al. (1985): Tobramycin resistance of *Pseudomonas aeruginosa* cells growing as a biofilm on urinary catheter material. *Antimicrobial Agents Chemother*, 27(49): 619-624.

12. Choong S, Whitfield H (2000): Biofilms and their role in infections in urology. *BJU Int*, 86(8): 935-941.

13. Ong CY, Ulett GC, Mabbett AN, et al. (2008): Identification of type 3 fimbriae in uropathogenic *Escherichia coli* reveals a role in biofilm formation. *J Bacteriol*, 190(3): 1054-1063.

14. Siddiq DM, Darouiche RO (2012): New strategies to prevent catheter-associated urinary tract infections. *Nat Rev Urol*, 9(6): 305-314.

15. Jacobsen SM, Shirtliff ME (2011): *Proteus mirabilis* biofilms and catheter-associated urinary tract infections. *Virulence*, 2(5): 460-465.

16. Stickler D, Morris N, Moreno M, et al. (1998): Studies on the formation of crystalline bacterial biofilms on urethral catheters. *Eur J Clin Microbiol Infect Dis*, 17(9): 649-652.

17. Soto SM, Smithson A, Martinez JA, et al. (2007): Biofilm formation in uropathogenic *Escherichia coli* strains: relationship with prostatitis, urovirulence factors and antimicrobial resistance. *J Urol*, 177(1): 365-368.

18. Oliveira M, Dias FR, Pomba C. et al. (2014): Biofilm and fluoroquinolone resistance of canine *Escherichia coli* uropathogenic isolates. *BMC Res Notes*, doi: 10.1186/1756-0500-7-499.

19. Ichimiya T, Takeoka K, Hiramatsu K, et al. (1996): The influence of azithromycin on the biofilm formation of *Pseudomonas aeruginosa* in vitro. *Chemotherapy*, 42(3): 186-191.

20. Parra-Ruiz J, Vidaillac C, Rybak MJ (2012): Macrolides and staphylococcal biofilms. *Rev Esp Quimioter*, 25(1): 10-16.

21. Monden K, Ando E, Iida M, et al. (2002)：Role of fosfomycin in a synergistic combination with ofloxacin against *Pseudomonas aeruginosa* growing in a biofilm. *J Infect Chemother*, 8(3)：218-226.

22. Jepson RG, Milliams G, Craig JC (2012): Cranberries for preventing urinary tract infections. *Cochrane*

Database Syst Rev, doi: 10.1002/14651858.

23. Habash MB, Van der Mei HC, Busscher H J, et al. (1999): The effect of water, ascorbic acid, and cranberry derived supplementation on human urine and uropathogen adhesion to silicone rubber. *Can J Microbiol*, 45(8): 691-694.

24. Lynch DM (2004): Cranberry for prevention of urinary tract infection. *Am Fam Physician*, 70(11): 2175-2177.

25. Foo LY, Lu Y, Howell AB, et al. (2000): The structure of cranberry proanthocyanidins which inhibit adherence of uropathogenic P-fimbriated *Escherichia coli* in vitro. *Phytochemistry*, 54(2): 173-181.

26. Foo LY, Lu Y, Howell AB, et al. (2000): A-type proanthocyanidin trimers from cranberry that inhibit adherence of uropathogenic P-fimbriated *Escherichia coli*. *J Nat Prod*, 63(9): 1225-1228.

27. J. Vila and S. M. Soto. (2012): Salicylate increases the expression of mar A and reduces in vitro biofilm formation in uropathogenic *Escherichia coli* by decreasing type 1 fimbriae expression. *Virulence*, 3(3): 280–285.

第8章　尿路感染原性敗血症

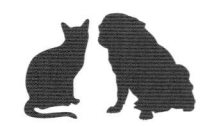

【Summary】
- 尿路感染原性敗血症は尿路感染症により生じた敗血症と定義される。
- 尿路閉塞などにより腎盂内圧が上昇することで，尿中細菌が血中に移行することに起因する。
- 激しい血尿・膿尿と発熱が特徴であり，ショック症状を伴うことがある。
- 主要な原因菌は *Escherichia. coli.* であるが，*Klebsiella* 属菌，*Enterobacter* 属菌，*Proteus* 属菌，*Enterococcus* 属菌もみられる。
- 基礎疾患の外科的・内科的治療による，原因の除去（抜去）後に経験的な抗菌治療を行い，尿培養・血液培養・薬剤感受性試験の結果に従って抗菌剤を選択する（de-escalation 療法）。

》》 1　定義

　尿路感染原性敗血症は尿路感染症により生じた敗血症と定義される。複雑性下部尿路感染症（尿路や全身に基礎疾患をもち，再発・再燃を繰り返しやすい）・上部尿路感染症（腎盂腎炎）では尿路感染原性敗血症を起こしやすく，またヒトにおいては本症は全敗血症の約25%とされている。多くは院内感染の尿路感染症由来であり，その90%が尿路残置カテーテルに関連したものとされている。動物においても，これらのことは同様であり，敗血症の原因としてはトップにあげられている（**表1**）。また，最近では，尿管結石，腫瘍，外傷による閉塞や断裂に尿管バイパス術として尿管 SUB システムの残置が行われているが，そこからの感染の報告も散見される。血液培養検査においても MRS・ESBL は検出されているため，本症でも注意が必要である[1-6]。

　犬，猫の敗血症での血液分離菌の内訳は腸内細菌群が多く，とくに原因疾患が特定できない免疫低下による感染経路は，バクテリアルトランスロケーション（BT）によるものが多く，*Escherichia coli*（大腸菌），*Klebsiella pneumoniae*, *Enterobacter aerogenes*, *Enterococcus faecium*, *Clostridium perfringens*, *Candida* spp. などの消化管常在菌が原因となる場合が多くみられる。先に述べた原発性敗血症に分類される[7-10]。

》》 2　病態

　細菌・真菌性膀胱炎，尿路の手術，膀胱鏡，尿道カテーテルの残置・抜去，あるいは，尿管ステントの留置などの際に腎盂内圧が上昇することで，尿中細菌が血中に移行し結果的に，尿路感染原性敗血症となる。動物では，尿管，尿道の結石，砂粒により尿路の閉塞または不

完全閉塞がみられる場合に多く発症する。重症化するとエンドトキシンショック，播種性血管内凝固（DIC），多臓器不全（MOF）に移行しやすいので注意が必要である[11]。

》 3　症状

　先行する膀胱炎症状や，発熱を含んだ腎盂腎炎・前立腺炎・精巣上体炎の症状がみられる。動物においては，激しい血尿・膿尿と発熱が特徴である。ショック症状を伴うことがあり，血行動態にも注意が必要である[12-15]。

表1　血液培養陽性症例（菌血症）2009.12 〜 2014.12

	症例数	DIC 症例数	死亡症例数
尿路感染原性敗血症	10	6	3
子宮蓄膿症	9	6	2
免疫介在性疾患	4	3	2
リンパ腫	3	3	3
膿瘍	3	1	1
細菌性腹膜炎	3	3	2
外傷	2	1	0
腹腔内腫瘍	3	3	2
肝膿瘍	1	1	1
尿管結石	1	1	1
細菌性多発性関節炎	1	0	0
糖尿病性ケトアシドーシス	1	0	0
その他原因不明の敗血症	3	2	2
合計	40	26	16

むらた動物病院調べ

原発性敗血症

　明らかな局所感染症を有さず，急激に敗血症を起こす場合に原発性敗血症（primary sepsis）と呼ばれるものがある。白血病，免疫介在性疾患，臓器移植での免疫抑制治療，抗がん治療，猫免疫不全ウイルス（FIV），猫白血病ウイルス（FeLV），猫伝染性腹膜炎（FIP），糖尿病など慢性基礎疾患および治療により極度に免疫能が低下した場合（易感染状態）では，患者自身の腸管内に由来する細菌が BT を起こし敗血症の原因となる場合がしばしば認められる。ヒトにおいては劇症型の溶血性レンサ球菌感染症では，感冒症状や打撲などの外傷後，分娩前後などで，劇症型の敗血症を起こし，皮膚や軟部組織に二次性の感染病巣を認める。小児では，まったくの予兆なしに肺出血を起こし，高率に死亡する病態もある。さらにヒトでは肝硬変，糖尿病などの基礎疾患を有する患者で *Vibrio vulnificus* や *Aeromonas hydrophila* などで汚染された食材を食べた後に，原発性敗血症を起こす場合がある。

4　検査所見

　検尿により膿尿・細菌尿がみられる。血液検査では白血球増多と核の左方移動，CRP・乳酸値の上昇などの炎症所見がみられる。また抗菌剤の投与前に尿培養・血液培養検査と薬剤感受性試験がルーチンの検査として必須である（**図1**）[5]。

5　特殊病態

　尿路感染原性敗血症では，尿流の停滞を解除しなければ治癒に至らない場合がある。小動物は，雄猫で多い猫尿路症候群における尿道・尿管閉塞症，犬の尿石症における尿道・尿管閉塞症が原因となる。腹部超音波検査や腹部 X 線検査・CT 検査で水腎症，膿瘍形成，ガス産生などがみられる場合には，尿管ステント留置・SUB システム設置，経皮的腎瘻造設術などの泌尿器科的ドレナージが早急に必要となる。また，別の感染ルートとして，生体内の免疫力の低下・恒常性バランスの欠如より，BT が起こり（**図2**），消化管内正常細菌叢（Microbiome）が血液・リンパ還流系に入り原発性敗血症が成立することもある[16]。

6　治療のポイント

　尿路感染原性敗血症では，基礎疾患となる尿路・性器感染症の治療が推奨される。したがって，急性腎盂腎炎，急性精巣上体炎，急性前立腺炎，子宮内膜炎・子宮蓄膿症などの基礎疾患の内科的治療または外科的介入を行う。カテーテル関連尿路感染症では原因の除去（抜去）後に経験的な抗菌剤治療を行う。難治性の場合は尿培養・血液培養・薬剤感受性試験の結果

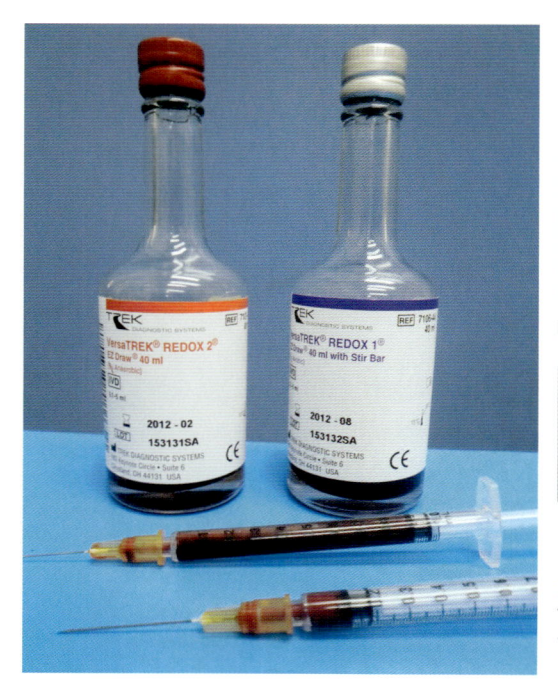

採血に際しては Contamination を防ぐため、採血部位はクロルヘキシジンアルコールで消毒し採血針は捨てボトル刺入針は新しいものを使用

Contamination 確認のために２セット採血。好気培養用、嫌気培養用それぞれ計４本使用

図1　血液培養検査
Versa TREK® REDOX 1®・2®　1 は好気培養，2 は嫌気培養用。従来の血液培養は採血量 5 〜 10mL であるが，Versa TREK™ は採血量 0.1 〜 1mL でよい。

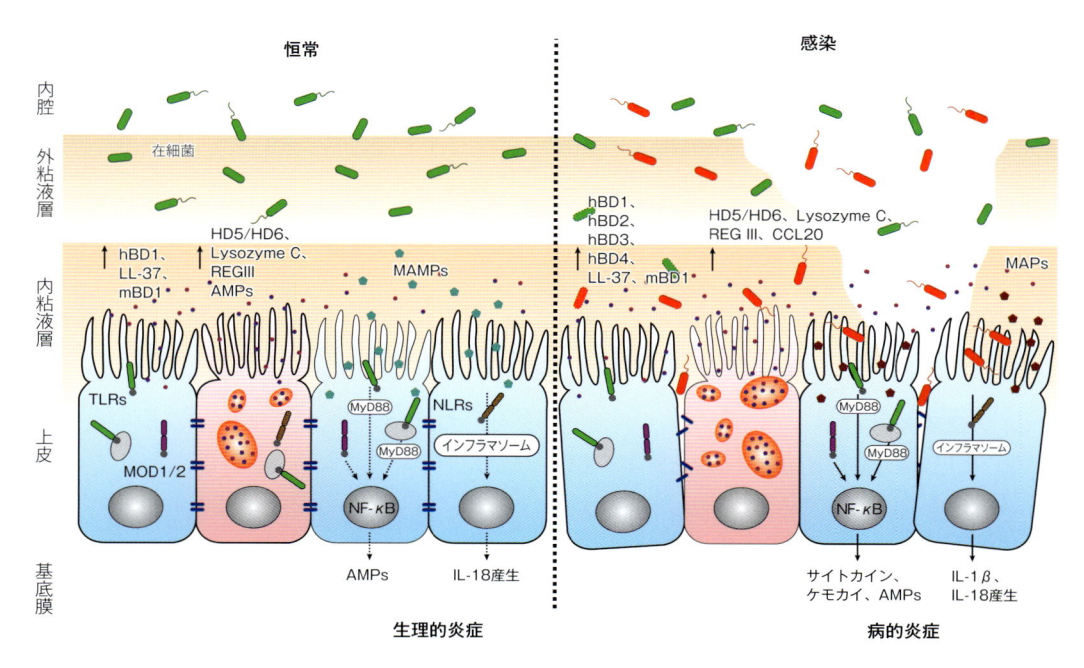

図中のラベル：

恒常　感染

内腔
外粘液層　在細菌
内粘液層
上皮
基底膜

hBD1、LL-37、mBD1　HD5/HD6、Lysozyme C、REGIII AMPs　MAMPs
hBD1、hBD2、hBD3、hBD4、LL-37、mBD1　HD5/HD6、Lysozyme C、REG III、CCL20　MAPs

TLRs　MOD1/2　MyD88　NLRs　インフラマソーム　NF-κB
AMPs　IL-18産生
MyD88　インフラマソーム　NF-κB
サイトカイン、ケモカイ、AMPs　IL-1β、IL-18産生

生理的炎症　病的炎症

図2　Bacterial translocation の機序

AMPs；antimicrobial peptides（抗菌ペプチド），LL-37，hBD など。CCL20；chemokine（C-C motif) ligand 20（CC ケモカイン）。HD；human α -defensin（ヒトαディフェンシン）。hBD；human β -defensin（ヒトβディフェンシン）。mBD；mouse β -defensin（マウスβディフェンシン）。IL；インターロイキン。MAMPs；microbe-associated molecular patterns（微生物分子パターン）。MyD；myeloid differentiation primary response。MOD1/2；Modifier 1/2 protein。NF-κ B；nuclear factor-kappa B。REG III；regenerating islet-derived protein 3。Lysozyme C；リゾチーム C 型。TLR；Toll-like receptor（Toll 様受容体）。

Muniz LR, Knosp C and Yeretssian G(2012) Intestinal antimicrobial peptides during homeostasis, infection, and disease. *Front. Immun.* 3：310. doi：10.3389/fimmu.2012.00310 より引用・改変

から抗菌剤を選択する。

　推定される原因微生物としては *E. coli* がほとんどである（**図3**）。また *Klebsiella* 属，*Enterobacter* 属，*Proteus* 属，*Enterococcus* 属も多くみられる。慢性経過をたどったものは，グラム陰性桿菌（*Pseudomonas* 属など），*Enterococcus* 属が多くみられる。またまれに真菌性尿路感染原性敗血症がみられることがあるが，ほとんどが *Candida* 属である[20-22]。

》 7　推奨される治療薬

　腎排泄型で抗菌スペクトルが広く抗菌力に優れているβ-ラクタム系薬剤，フルオロキノロン系薬剤などを選択する。原因菌が薬剤耐性を示す場合も少なくないため，薬剤感受性試験成績の判明後は，その結果に基づいて薬剤選択を行う de-escalation 療法を推奨する。

バクテリアルトランスロケーション（Bacterial Translocation；BT）

原因が特定できない場合の原発性敗血症では，ほとんど BT が病因となっている。

BT の病態・機序

BT とは腸管内細菌が粘膜バリアを通過して，体内に移行する状態をいい，感染源不明の敗血症，多臓器不全の原因となる。機序は全身免疫機能の低下により，腸粘膜免疫バリアが破綻し，血流，リンパ管流に細菌，真菌が侵入するために起こる。腸管内の毒素の移行も，腸粘膜，リンパ節より，サイトカインを産生し，全身性炎症反応症候群（SIRS）の原因ともなる（**図2**参照）[17-19]。

BT の発生条件

①腸内環境の変化（細菌叢の変化および菌数の増加）。

②腸粘膜上皮の防御能低下。

③宿主全体の防御能低下および変化。

これら3項目いずれかまたはいくつかの条件下で発生する。

BT の発生部位

①口腔内から直腸に至るまでどの粘膜部位においても発生する可能性がある。

②とくに起こしやすい部位は盲腸から上行結腸といわれている。

BT での病原微生物の侵入機序

①腸粘膜上皮，パイエル板より侵入する。

②絨毛の先端部は，血管がループ状であるために，容易に虚血状態になりやすい解剖学的構造である。

③腸粘膜上皮表面に存在する粘膜が最も速く脱落し，粘膜による防御機能を失いやすい部位である。

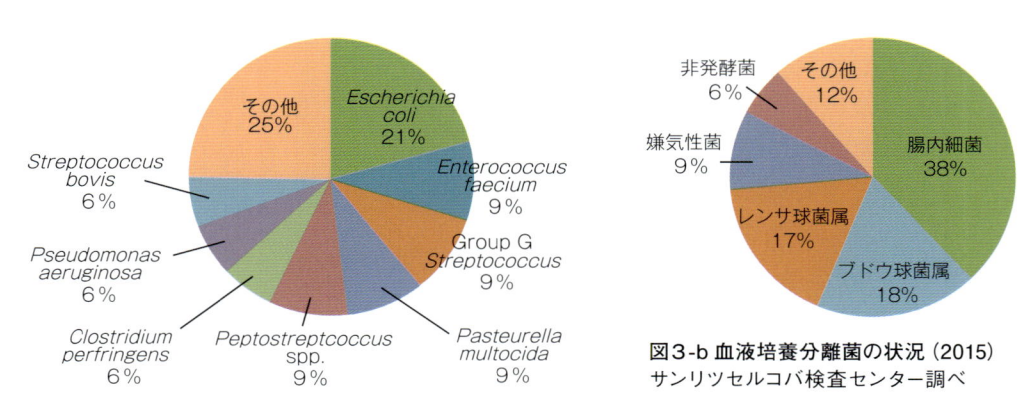

図3-a　当院の敗血症での血液培養分離菌（2009.12 ～ 2014.12）
むらた動物病院調べ

図3-b 血液培養分離菌の状況（2015）
サンリツセルコバ検査センター調べ

参考文献

1. 日本臨床微生物学会 編 (2013)：『血液培養検査ガイド』, 15-21, 45-60, 南江堂, 東京.
2. 久志本成樹 編 (2012)：sepsis・SIRS—今を生かす！最新の病態把握に基づく適切な診療へ．「救急・集中治療」, 24(9・10).
3. 真弓俊彦 編 (2014)：『敗血症治療』(Surviving ICU シリーズ), 羊土社, 東京.
4. 渡辺彰, 斧康雄, 永井英明 編 (2013)：いま、敗血症をどう治療するか．「感染と抗菌薬」, 16 (1); 15-38.
5. 織田成人 監修 (2013)：『医療スタッフのための やさしく解説！ 日本版敗血症診療ガイドライン』, pp.30-35 ,pp.41-46, 学研メディカル秀潤社, 東京.
6. 竹末芳生 編 (2014)：『敗血症（セプシス）救命治療の最前線』, pp.266-291, 医薬ジャーナル社, 東京.
7. 村田佳輝 (2016)：血流感染への対応／抗菌薬感受性試験の重要性．「動物臨床医学」, 25(2): 47-51.
8. 村田佳輝 (2016)：敗血症（sepsis）の診断．「info Vets」, 19(4)：34-43
9. 村田佳輝 (2016)：敗血症（sepsis）の治療法．「info Vets」, 19(5)：69-79.
10. 村田佳輝 (2016)：敗血症の診断に必要な検査．「CLINIC NOTE」, 12(9)：35-49.
11. 織田成人 (2007)：敗血症の概念と定義．『日本外科感染症学会雑誌』, 4 (1)：35-43.
12. Bone RC, Balk R A. Cerra FB et al (1992): Definitions for sepsis and organ failure and guidelines for the use of innovative therapies in sepsis. The ACCP / SCCM Consensus Conference Committee. American College of Chest Physicians / Society of Critical Gare Medicine. *Chest*, 101(6): 1644-1655.
13. Members of the American College of Chest Physicians / Society of Critical Care Medicine consensus conference committee (1992) : American College of Chest Physicians / Society of Critical Care Medicine Conference : Definitions for sepsis and organ failure and guidelines for the use of innovative therapies in sepsis. *Crit Care Med*, 20: 864-874, 1992.
14. Dellinger RP, Levy MM, Carlet JM, et al. (2008): Surviving Sepsis Campain, international guidelines for management of severe sepsis and septic shock. *Crit Care Med*, 36(1), 296-327.
15. Weinstein MP, Towns ML, Quartey SM, et al. (1997): The clinical significance of positive blood cultures in the 1990s, a prospective comprehensive evaluation of the microbiology, epidemiology, and outcome of bacteremia and fungemia in adults. *Clin Infect Dis*, 24(4): 584-602.
16. 石原哲・出口隆 (2003)：尿路性敗血症．「日本化学療法学会雑誌」, 51(7): 435-438.
17. Alexander JW, Ginotti L, Pyles T, et al. (1991): Distribution and survival of Esherichia coli translocating from the intestine after thermal injury. *Ann Surg* 213(6): 558-567.
18. 谷徹 編 (1998),『バクテリアルトランスロケーション病態・診断・対策と臨床的意義』(小玉正智 監修), pp.10-16, pp.54-61, メジカルセンス, 東京.
19. Hindgut Club Japan 編 (2011)：『消化管の栄養・生理と腸内細菌』, 東京, pp.169-183, アニマル・メディア社, 東京.
20. 村田佳輝 (2014)：総説 耐性菌の現状と抗菌薬使用を考える, 耐性菌をつくらないために, 当院での取り組み．「CAP」, 298(4)：14-22.
21. 村田佳輝 (2012)：腎泌尿器, 尿の微生物学的検査．「SA Medicine」, 14(2)：50-56.
22. 谷口智宏 (2011)：『感染症ケースファイル—ここまで活かせるグラム染色●血液培養』(喜舎場朝和, 遠藤和郎 監修), pp.2-20, 医学書院, 東京.

第9章　レプトスピラ症

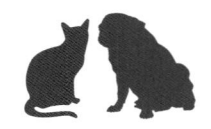

【Summary】
●レプトスピラ症は泌尿器を含む多臓器に障害をもたらす全身性疾患である
●レプトスピラ症を疑った時点で罹患動物を隔離し，疑症として届け出なければならない
●確定診断には主に PCR 法と，血清型の判別可能な MAT 法とを行う

　獣医療従事者が出会う犬猫の尿路感染症のうち，唯一，家畜伝染病予防法における届出伝染病に指定されているのがレプトスピラ症である。猫においてはほとんど臨床症状を示すことがなく，ウシ，スイギュウ，シカ，ブタ，イノシシ，犬が届出対象となっている。また，ヒトにも感染する人獣共通感染症であり，感染症法でも4類感染症に分類されているなど，公衆衛生学的な見地からも慎重な対応が求められる。

　原因菌は，スピロヘータ目レプトスピラ科レプトスピラ属の *Leptospira interrogans* で，250以上ある血清型のうち，国内の犬では Canicola, Icterohaemorrhagiae, Autumnalis, Australis, Hebdomadis, Pyrogenes の発生が知られている[1-3]。届出対象となるのは Canicola, Icterohaemorrhagiae, Autumnalis, Australis の他 Pomona, Grippotyphosa, Hardjo の7種のみであるが，届出の対象とならない血清型についても十分な注意が必要である。この菌のおもな感染経路は，粘膜や傷口を介した経皮および経口感染である。感染動物の尿中に排出された菌が淡水中で4カ月間，粘性のある水中では1年間，時にバイオフィルム[4]を形成して感染性を保っており，尿そのもの，あるいは汚染された水や土壌を通じて間接的に感染が拡大する。したがって，流行地の山野や田畑のあぜ道，水辺を訪れる犬では注意が必要である（図1，2）。とくにレゼルボアとなるげっ歯類では数年間にわたり排菌し続けることから，ネズミの生息数が多い環境，出現数の増える夏〜秋には危険性が高い。致死的な症状を示す疾患である一方，不顕性感染にとどまっている動物が相当数存在していると考えられ，感染耐過した後にも尿中に排菌を続けているおそれがあるため，そうした保菌動物が感染源となっていることも懸念される。

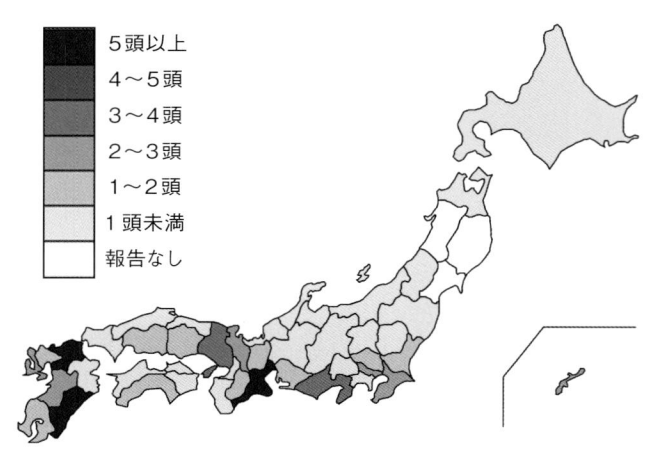

5頭以上
4〜5頭
3〜4頭
2〜3頭
1〜2頭
1頭未満
報告なし

図1　レプトスピラ罹患犬の1年あたり平均発生頭数の分布図。
東北に発生報告のない空白地帯があるが，過去には犬[3,12]やウシ[13]で抗体価の上昇が確認されており，ヒトの感染症発生動向調査でも各県から症例が報告されていることから，まったく存在していないわけではないと考えられる。
（1998 〜 2014 年農林水産省監視伝染病発生年報より集計）

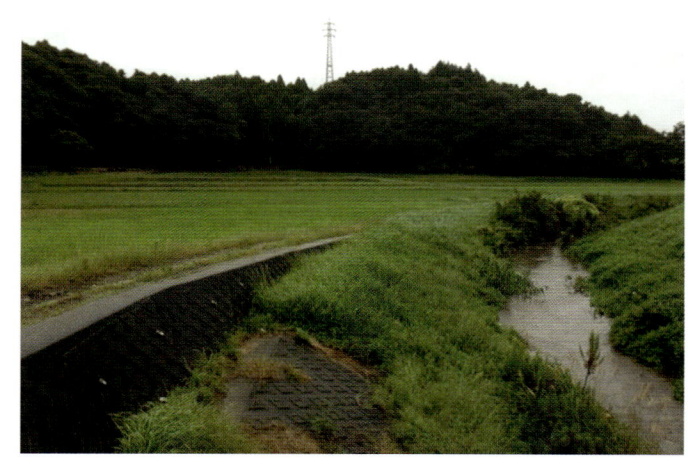

図2 レプトスピラ症の発生しやすい場所
このような谷地周辺の湿田，遊水地，湿地帯で多く発生する。ただし，都市部での発生も皆無ではなく，とくにネズミとの接点が多ければ注意が必要である。
（写真：村田佳輝先生のご厚意による）

》 1 診断

　罹患動物に早い段階で治療を施すためだけでなく，周囲への感染の拡大を防ぐためにも，まずは臨床症状や動物の生活状況および行動，地域の疾病発生状況，予防接種歴などからレプトスピラ症を疑い，適切な措置をとることが重要である。

（1）臨床所見

　レプトスピラ症は腎臓および肝臓の他に肺，脾臓，内皮細胞，ブドウ膜，網膜，骨格筋，心筋，髄膜，膵臓，生殖器など，さまざまな組織が侵される全身性疾患である[5]。感染した動物の臨床症状として，発熱や食欲不振，嘔吐，脱水といった非特異的な所見に加え，黄疸（**図3**），急性の肝・腎機能障害が特徴的であり，必ずしも血尿が主訴とはならない。重症例においてはショックや播種性血管内凝固症候群（DIC）の関連症状として粘膜出血，血便を生じる。血清型によっては口腔粘膜や舌の潰瘍・壊死，強膜充血，ブドウ膜炎がみられる。また，急性に悪化する症例では呼吸障害を起こす可能性があり，炎症細胞の浸潤がないにもかかわらず肺胞内に出血をきたしているものについて，レプトスピラ性肺出血症候群（LPHS）と呼ばれている[5]。

　尿は等張あるいは低張尿となり，グルコース，タンパク，ビリルビン（**図3**），赤血球，白血球，顆粒円柱などが検出される。尿中への排菌がある場合，遠心分離した尿沈渣の上部を採り，無染色の検体として鏡検すると（その際，400倍の倍率でコンデンサーを絞り，暗い視野で観察する），運動性のあるらせん菌が確認できることがある。

（2）確定診断

　レプトスピラの①生菌あるいは遺伝子，②抗レプトスピラ抗体を検出することで確定診断が下される。感染後の経過日数により有効な検査が異なるため（**図4**），組み合わせて実施するのが理想である。

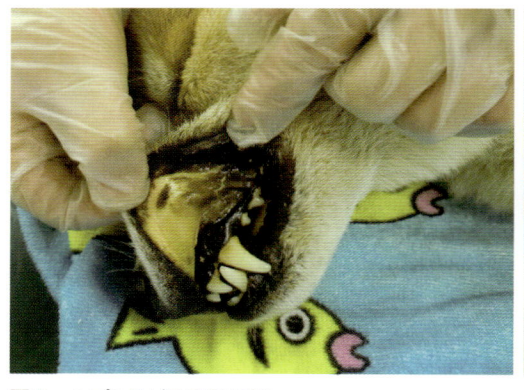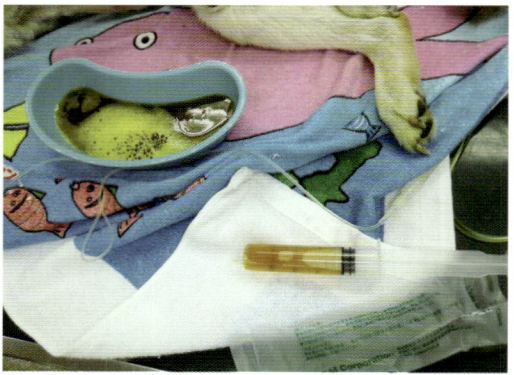

図3　レプトスピラ症の症例
可視粘膜の黄疸（左）およびビリルビン尿（右）。
（写真：村田佳輝先生のご厚意による）

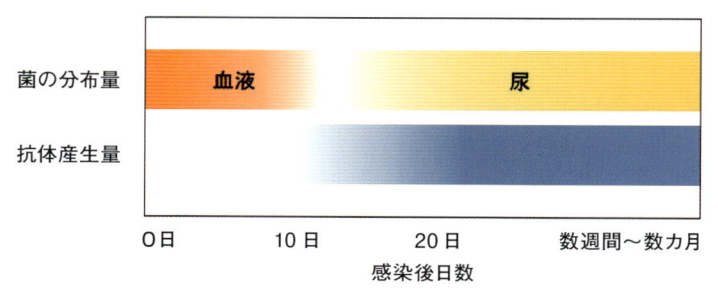

菌の分布量　血液　尿
抗体産生量
0日　10日　20日　数週間〜数カ月
感染後日数

図4　レプトスピラの分布量と
　　　抗体産生量
感染後10日程度まで血中に存在
するが，抗体の産生に伴い消失す
る。尿中への排菌は14日程度か
ら始まり，時にキャリア化して長
期間持続する。発症するのは感
染後2〜20日と幅があるため，
受診時点でどの段階にあるか判断
することは困難である。

1）培養・遺伝子検査

　感染初期には血中でレプトスピラが増殖しているが，10日程度で抗体が産生されるため，受診時にはすでに消失している可能性がある。一方，尿中への排菌は14日程度で始まり，時に数カ月間持続する。すなわち，感染初期の血液，あるいはそれ以降の尿にはレプトスピラ特異遺伝子が存在しており，PCR法で検出することが可能である。ただし，感染から発症までには2〜20日程度と幅があり，受診した時点で感染から何日経過しているか不明であることから，PCR法には全血と尿の両方を検体として提出すべきである[6]。コルトフ培地やEMJH培地による生菌の分離培養も有用であるが，実施可能な機関*が限られている。

2）血清学的検査

　感染から10日程度で産生されはじめた抗体は，さらに10〜20日かけてピークに達し，数カ月から数年間持続する。生菌凝集試験（MAT法）は，発症直後と10〜20日後程度に採取したペア血清で抗体価の上昇を確認するものである。検査用に継代培養したレプトスピラ供試菌を用いるため，これも一部の機関**でなければ実施できないが，血清型を判明できる限られた手段である。血清型ごとに有効なワクチン株が異なることから，血清型を調べるこ

---

*　国立感染症研究所では血液培養が可能である。下記の URL から電話あるいはメールで問い合わせること。
　　http://www.niid.go.jp/niid/ja/diseases/ra/leptospirosis/522-leptospirosis-exam/707-lepto-exam.html
**　MAT 法は 2016 年 12 月現在，アドテック社あるいは LSI メディエンス社に依頼可能。そのほか，一部の
　　ワクチンメーカーでも検査できる場合がある。

とは予防としての意義がきわめて大きい。ただし，MAT 法による判定には時間を要し，また検査対象とした血清型しか検出できないため，PCR 法との併用により診断の漏れを減らすことが望ましい。なお，血清型まではわからないものの，レプトスピラに対する IgG や IgM を検出する ELISA 法も開発されており，スクリーニングに活用できる可能性がある[7]。

》 2　治療

　確定診断が得られるまでには時間がかかるため，臨床症状などから疑われた時点でレプトスピラ症として治療を開始する。アメリカ獣医内科学会（ACVIM）[8]や，ヨーロッパにおける状況をかんがみて International Society of Companion Animal Infectious Diseases（ISCAID）[5]が中心となって作成した合意声明では，レプトスピラに対しペニシリン系やテトラサイクリン系の抗菌剤を推奨している。ドキシサイクリン 5 mg/kg 経口，12時間ごとを 14 日間が第一選択となるが，嘔吐など消化器症状が問題となる場合には内服を避け，まずアンピシリン を 20 ～ 30mg/kg 静注，6 ～ 8 時間ごと，あるいはペニシリン G 25,000 ～ 40,000U/kg 静注，6 ～ 8 時間ごとで治療を開始し，状態が安定してからドキシサイクリンを 14 日間投与する。ただし，このとき腎障害が強ければ，ペニシリン系薬剤は用量を下げ，投与間隔を狭めるように調整する[5]。フルオロキノロン系薬剤については，ハムスターにおいてオフロキサシンがドキシサイクリンに劣ることを示唆する実験報告[9]があるため非推奨とされているものの，別の疾患も想定される間の経験的治療として併用することは支持されうる。

　治療の開始時点では，その他の菌の関与する可能性が否定されていないため，ペニシリンG よりスペクトラムの広いアンピシリンが用いられることが多く，支持療法として消化器症状や腎不全，肝不全に対する治療も実施する。ショックや DIC を生じている場合には，輸液療法に加え，輸血や塩酸ドパミンなどのカテコラミンによる昇圧治療，腫大した腎臓，筋肉，関節，消化器の疼痛がある場合にはオピオイドも選択される。症状の緩和には 2 ～ 3 週間を要し，状態が安定した段階で尿を PCR 法にかけて排菌が抑制されたことを確認するか，抗体価を再度測定する。PCR 法で陰性あるいは抗体価の低下が認められれば，アンピシリンからドキシサイクリンの内服治療に切り替えるが，その際，自宅での感染予防策をととのえたうえで退院とし，在宅治療とすることも許容される。

》 3　衛生管理

　治療と同様，レプトスピラ症が疑われた時点で，標準予防策に加えて接触予防策および飛沫予防策を行う。マスク，エプロン / ガウン，サージカルマスクを装着し，疑われる動物を最短距離で隔離エリアに収容する。隔離対応は暫定診断が否定されるか，治療が終了するまで解除してはならない。血液や尿に菌が存在している可能性があるため，エアロゾルを生じる遠心分離などの検査においても手袋やマスクの装着を考慮する[10]。そして，血清型が判明するには時間を要することから，この時点でいずれも「疑症」として家畜保健衛生所を通じて都道府県知事に届け出なければならない。確定診断がついた後に，改めて「真症」として届け出る。

表1 日本国内で使用されうるレプトスピラ不活化ワクチンと血清型（2016 年 12 月現在）

メーカー	ワクチン	血清型						
		Canicola	Icterohaemorrhagiae	Autumnalis	Australis	Hebdomadis	Grippotyphosa	Pomona
微生物化学研究所	"京都微研" キャナイン-レプト5	○	○*	○	○	○		
	"京都微研" キャナイン-11	○	○*	○	○	○		
	"京都微研" キャナイン-9ⅡSL	○	○*				○	
ゾエティス・ジャパン	バンガードプラスL4	○	○				○	○
	バンガードプラス 5/CV-L4	○	○				○	○
	バンガードプラス 5/CV-L	○	○					
	デュラミューンMX8	○	○*					
インターベット	ノビバック DHPPi+L	○	○					
	ノビバック LEPTO	○	○					
メリアル・ジャパン	ユーリカン7	○	○					
ビルバックジャパン	犬用ビルバゲン DA₂PPi/L	○	○					

* Icterohaemorrhagiae と同じ血清群に属し免疫学的に交差する Copenhageni をワクチン株として使用

　在宅治療に切り替える際には，尿中に再び排菌している可能性を考え，同居する家族や動物に感染を広げることがないよう配慮が必要である。衛生的手洗いや消毒，手袋の使用について遵守し，尿で周辺環境が汚染される点にも気をつけるよう指導する。家族が抱き上げたり，足元に擦り寄られたりという接触機会が多い犬では，エプロン／ガウンの使用も考慮し，汚染された衣類は熱水や消毒薬ですぐに消毒するべきである。予防的な治療として，同居犬に対してドキシサイクリンを 14 日間投与する考えもあるが[5]，MAT 法により血清型が判明していれば，家族，同居犬ともに該当する血清型を含んだワクチンを接種しておくことが望ましい（表1）。レプトスピラワクチンは世界小動物獣医師会（WSAVA）[11] でノンコアワクチンに分類されており，飼育形態や周辺の流行状況などをかんがみて，必要に応じて年1回の頻度で接種する。

参考文献

1. Koizumi N, Muto-Mizutani M, Akachi S, et al. (2013): Molecular and serological investigation of *Leptospira* and leptospirosis in dogs in Japan. *J Med Microbiol*, 62(PART4): 630-636.
2. 阿久沢正夫, 大石明広, 冨宿誠吾, 他 (1999): わが国の6地域における飼育犬のレプトスピラ抗体保有状況.「日本獣医師会雑誌」, 52(12): 780-783.
3. Iwamoto E, Wada Y, Fujisaki Y, et al. (2009): Nationwide survey of *Leptospira* antibodies in dogs in Japan: results from microscopic agglutination test and enzyme-linked immunosorbent assay. *J Vet Med Sci*, 71(9): 1191-1199.

4. Ristow P, Bourhy P, Kerneis S, et al. M (2008): Biofilm formation by saprophytic and pathogenic leptospires. *Microbiology*, 154(5): 1309-1317.

5. Schuller S, Francey T, Hartmann K, et al. (2015): European consensus statement on leptospirosis in dogs and cats. *J Small Anim Pract*, 56(3): 159-179.

6. Greene CE, Sykes JE, Moore GE, et al. (2011): Leptospirosis. *Infectious diseases of the dog and cat* 4th ed. (Greene CE ed.), pp.461-447. Elsevier (Saunders), Philadelphia.

7. Curtis K, Foster P, Smith P, et al. (2015): Performance of a recombinant LipL32 based rapid in-clinic ELISA (SNAP® Lepto) for the detection of antibodies against *Leptospira* in dogs. *Intern J Appl Res Vet Med*, 13(3): 182-189.

8. Sykes JE, Hartmann K, Lunn KF, et al. (2011): ACVIM small animal consensus statement on leptospirosis: diagnosis, epidemiology, treatment, and prevention. *J Vet Intern Med*, 25: 1-13.

9. Truccolo J, Charavay F, Merien F, et al. (2002): Quantitative PCR assay to evaluate ampicillin, ofloxacin, and doxycycline for treatment of experimental leptospirosis. *Antimicrob Agents Chemother*, 46(3): 848-853.

10. Williams CJ, Scheftel JM, Elchos BL, et al. (2015): Compendium of veterinary standard precautions for zoonotic disease prevention in veterinary personnel: national association of state public health veterinarians: veterinary infection control committee 2015. *J Am Vet Med Assoc*, 247(11): 1252-1277.

11. Day MJ, Horzinek MC, Schultz RD, et al. (2016): WSAVA guidelines for the vaccination of dogs and cats. *J Small Anim Pract*, 57(1): 4-8.

12. 西川春雄，藤井義雄，劉 栄標，他 (1974): 東北地方の犬レプトスピラ抗体調査.「岩手大学農学部報告」, 11(4): 291-296.

13. 菊池直哉，鳥海史恵，中野良宣，他 (2013): わが国の乳牛におけるレプトスピラ症の抗体調査.「日本獣医師会雑誌」, 66(7): 463-467.

第10章　真菌性尿路感染症

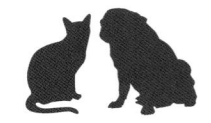

【Summary】
- ●真菌性尿路感染症は猫に多くみられ，そのほとんどがカンジダ症である。
- ●宿主の免疫不全状態や菌交代症の結果，発症することが多い。
- ●感染経路は，体表や自己の排泄孔を舐めることからの体表，糞便の直接感染，消化管粘膜からの microbial translocation が考えられる。
- ●培養検査や PCR により真菌の検出や同定を行う。
- ● non-*albicans Candida* や *Torichosporon* 属菌では薬剤耐性傾向がみられるため，薬剤感受性試験に基づいた適正な抗真菌剤の使用が望まれる。
- ●細菌性尿路感染症に比較して治療期間を含め難渋することが多いため，内服／静脈内点滴投与を抗真菌剤による膀胱洗浄と組み合わせ治療を行う。

》 1　真菌性尿路感染症の現状

　真菌性尿路感染症は細菌性に比べ，臨床的にも診る機会が少なく，治療法もいまだ確立されていない。犬・猫の真菌性尿路感染症の報告は散見されるが，治療にまで言及されたまとめの報告もない。2004年1月〜2015年12月までに当院・当院に分離同定依頼およびサンリツセルコバ検査センターで分離されたものをまとめてみたところ，症例総数は 25 例で猫が多く，そのほとんどがカンジダ症であった。犬においては 8 例のみだが，ここでは犬・猫の真菌性尿路感染症の解説をする。また，真菌感染症に関しては，診断・治療法とも細菌感染症とは異なるので，症例をもとに解説する。分離された菌種は，*Candida* 属23例，*Torichosporon* 属 2 例であった。また分離された菌種別の割合は犬・猫ともに *C. albicans* が一番多く，次に猫においては *C. glabrata, C. tropicaris* が多く，犬においては *C. parapsilosis* が多くみられた（**表1**）[1-7]。

》 2　感染経路

　検出された菌種のうち，カンジダ属は体表，口腔内，腸管内の常在菌であるが，通常は直接感染ではなく，背景に宿主の免疫不全状態や菌交代症の結果発症することが多い。感染経路は，体表や自己の排泄孔を舐めることからの体表・糞便からの直接感染，消化管粘膜からの microbial translocation*，まれに交通事故などによる腸管破裂が原因の腹膜炎に続発した敗血症の結果などが考えられる。また尿管結石，腫瘍も原因となりうる。

　近年では，外傷による閉塞や断裂の際に行われる尿管バイパス術に使用する尿管 SUB- シ

---

*　通常は bacterial translocation（バクテリアルトランスロケーション［BT］）といっているが，真菌感染のためこのような表現にした。

ステムを残置したことによる感染の報告も散見される。ヒトにおいて，カテーテル残置は感染の原因の1つとされており，静脈留置針，とくに IVH カテーテル，膀胱内残置カテーテルはカンジダ症の発症リスクを高める。このことから，動物においても同様のことが起こりうると考えられる。したがって，長期間の残置カテーテルを行う場合は注意が必要である。これらのことは，動物においては見落としやすいため要注意である。

また，抗がん剤，免疫抑制剤の長期使用時にもカンジダ症の報告はあり，尿路感染症だけではなく敗血症の報告もある。またほとんどの真菌感染症でそうであるように，背景に FeLV，FIV，FIP，リンパ腫，白血病，播種性がん，糖尿病，免疫疾患がある場合，これらすべてがリスクファクターとなりうる。

このような全身感染（カンジダ血症）には，人医療では近年確立されたカンジダ症に特異的な検査法である血液中の β -D- グルカン値を測定する方法がある。現在，獣医療においてもこの検査法により，迅速に内臓カンジダ症の診断ができるようにするための検証が行われている[2,8-10]。

カンジダ症の原因菌の多くは *C. albicans* とされていたが，近年ヒトと同様に動物においても non-*albicans Candida* を原因菌とする症例が多くみられるようになっており，これらは耐性を獲得しているものも多く，今後人獣共通感染症として問題視されることになるだろう。またカンジダ属菌種ではバイオフィルムを形成するものもあり，難治性となる原因の1つとされている。これらの対策は今後のカンジダ症治療の課題でもある[11]。

》 3　病態

真菌性尿路感染症では，カンジダ膀胱炎が圧倒的に多く，とくに猫では *Candida glabrata* によるものが多くみられる。難治性の血尿・膿尿を呈していることが多く，発熱性好中球増加／減少，好酸球の上昇がみられる症例もいる。このような症状が認められる場合は敗血症を発症していることが多い。また，BUN, Cre の上昇を伴う AKI（腎機能障害　急性腎障害）がある場合は，腎盂腎炎，重症敗血症と考えたほうがよい。*Candida* 属菌種は消化管内常在菌であるため，このような場合の感染経路は microbial translocation であることが多い。つまり，消化管損傷や，過剰な抗菌剤の投与による菌交代症，免疫不全状態による易感染状

表1　分離された真菌の割合

	犬	％	猫	％	合計	％
Candida albicans	2	25	6	35	8	32
C. glabrata	1	12.5	3	18	4	16
C. parapsilosis	2	25	2	12	4	16
C. tropicaris	0	0	3	18	3	12
C. guilliermondii	1	12.5	1	6	2	8
Trichosporon beigelii	0	0	1	6	1	4
T. asahii	1	12.5	0	0	1	4
C. spp.	1	12.5	1	12.5	2	8

むらた動物病院・サンリツセルコバ検査センター調べ（2004 〜 2015 年）

態からの日和見感染により，腸管内ミクロフローラのバランスが崩れて消化管内に常在する *Candida* 属菌種の過剰な発育により消化管の粘膜バリアの破綻が起こる。それにより菌の通過が容易となり，菌はリンパ管や門脈内に流入しカンジダ血症となり敗血症が続発する[3,8-10]。

》 4　診断法

（1）スクリーニング検査

感染性尿路感染症の判定において，真菌を疑う微生物が検出されたとき，また難治性膀胱炎症例において以下の3つの場合について真菌感染を疑う。

①尿直接鏡検で真菌要素の疑いが認められた場合。

②細菌は分離されないが症状の改善がない場合。

③腫瘍，結石はないが症状の改善がない場合（結石を伴った真菌性膀胱炎もある）。

真菌感染症が疑われたら，**図1**のフローチャートに従った手順で検査を進めることで治療につながる診断ができる[4,5,12-17]。

1）腹部エコー検査

臨床的診断としての腹部エコー検査において，特徴的所見がみられることがある。膀胱粘膜上に藻状浮遊物所見がみられたときは，真菌性膀胱炎（とくに *Candida* 属菌種による）を疑う（**図2**）。

2）尿直接・尿沈渣鏡検

尿直接・尿沈渣直接鏡検（**図3**），S（Sternheimer）染色，グラム染色，ディフクイック染色，ライトギムザ染色塗抹の所見により酵母様真菌，菌糸などの形態を検出する。

（2）確定診断

カンジダ症において，non-*albicans Candida* 属が薬剤耐性をもっている場合は，人獣共通感染症という問題が起こるため，できる限り分子疫学的診断まで行うことが望ましい。

1）真菌培養検査

PDA，C-PDA（クロマイ加ポテトデキストロース寒天培地）に検体を接種・培養し，発育コロニーの観察，形態学的検査を顕微鏡下で行う。

2）生化学的検査

ID 32 C アピ（シスメックス社）を行い，菌種を同定する。*Candida* 属菌種ではかなり高い精度が期待できる。

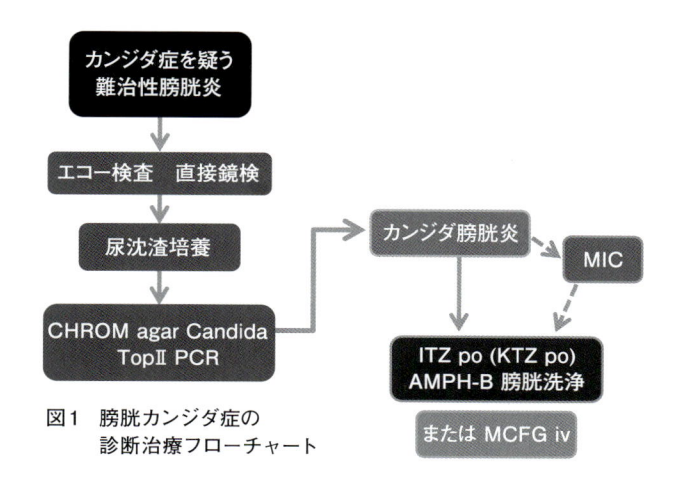

図1　膀胱カンジダ症の
　　　診断治療フローチャート

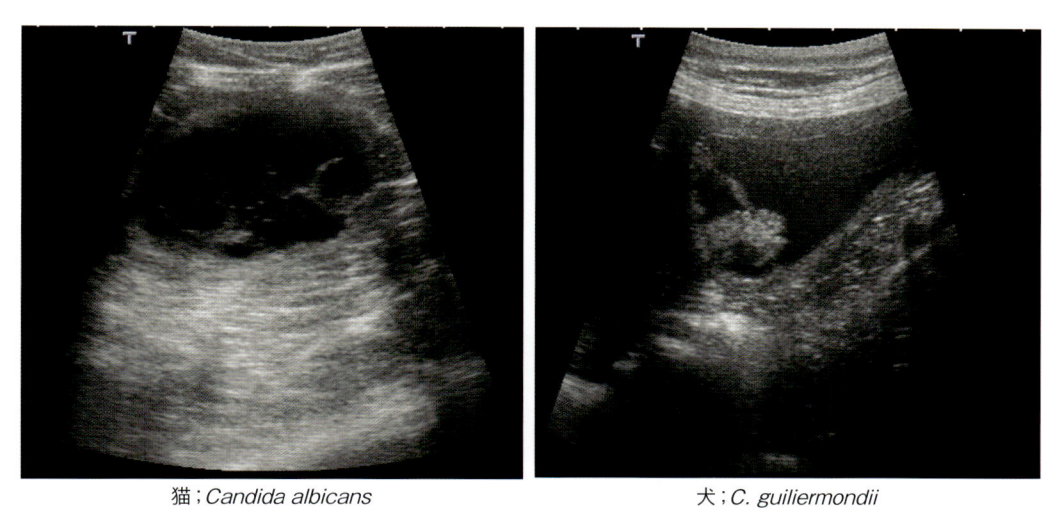

猫；*Candida albicans*　　　　　　　　犬；*C. guiliermondii*

図2　膀胱エコー所見
特徴的な膀胱粘膜面上の藻状浮遊物所見。

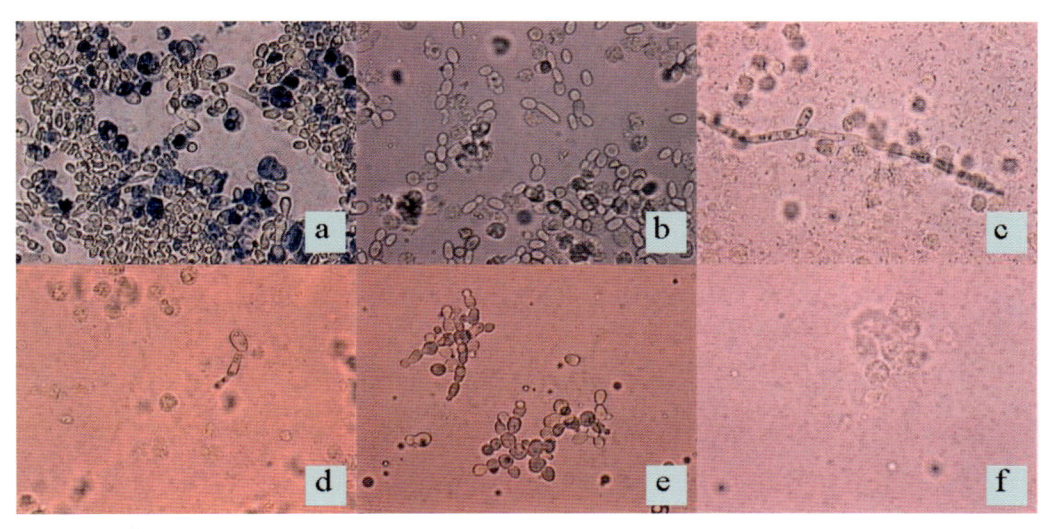

図3　尿沈渣所見
直接鏡検 による *Candida tropicalis* の変化。a; Day 0，b; Day 1，c; Day 7，d; Day 8，e; Day 34，f; Day 48。

3）クロモアガーカンジダ培地による呈色試験

　クロモアガーカンジダ培地は *Candida* 属菌種においては種によりコロニー呈色を発し，これにより種の分類ができるので便利である（**図4**）。

①血清学的診断

　真菌感染症を疑う急性症例の場合（カンジダ敗血症など）に迅速に検出をするために使用する。また重症度，治癒経過の判定にも使用する。

　a. β-D-グルカン法

　b. カンジテック抗原

　c. カンジダマンナン抗原

②遺伝子診断法

　a. PCR 法

　　真菌症スクリーニング用として 18S リボソーム RNA 遺伝子が用いられ，カンジダ属菌種の分類には，特異的遺伝子検索法として Top II が有用である。

　b. 分子生物学的同定

　　リボソーム RNA 遺伝子の D1/D2 および ITS 領域での遺伝子配列を決定し，登録遺伝子との相同性の検索を行う方法もとられている。

　（BLAST search：http://biast.ncbi.nlm.nih.gov/Blast.cgi）

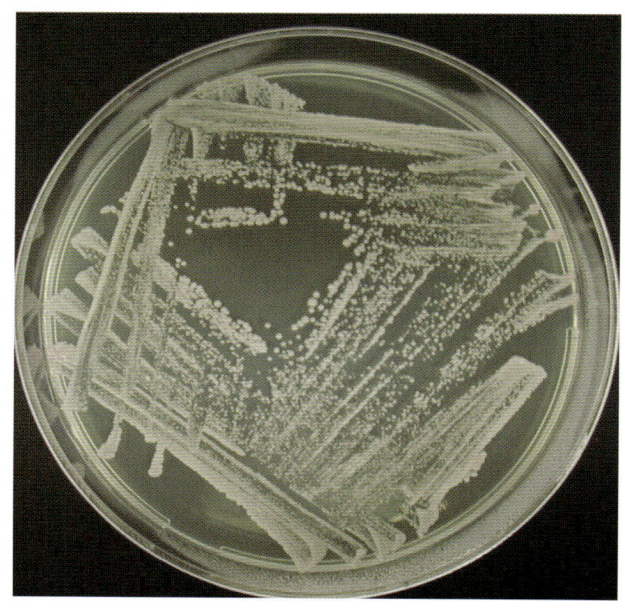

図4　真菌培養検査
Candida 属菌種はクロモアガーカンジダ培地の呈色で種の同定を行いさらに分子疫学的同定（r-RNA　D1/D2　ITS），薬剤感受性についても検討する。写真はクロモアガーカンジダ培地。分離菌：*Candida glabrata*。

（3）薬剤感受性試験

　抗真菌剤療法を行うにあたって，薬剤耐性の判定を行う。カンジダ症において，non-*albicans Candida* は耐性菌が多くみられる。またトリコスポロン症でも *Torichosporon* 属は薬剤耐性傾向があるため，薬剤感受性試験に基づいた適正な抗真菌剤の使用が望まれる。以下のキットが販売されている。

　① 酵母様真菌 FP '栄研'
　② 酵母様真菌 DP '栄研'
　③ 酵母真菌薬剤感受性キット ASTY
　④ 酵母様真菌薬剤感受性試験用 Etest

　猫の真菌性膀胱炎症例の MIC 値の結果を示す（**表2**）。また犬症例で免疫抑制中に尿路原性敗血症がみられ，分離菌は薬剤耐性を示す non-*albicans Candida* がみられた（**表3**）[5,12,13,18]。

》 5　治療法

　カンジダ膀胱炎を代表とする真菌性尿路感染症の治療は，細菌性に比較して治療期間を含め難渋することが多いため，抗真菌剤の内服／静脈内点滴投与と抗真菌薬による膀胱洗浄を組み合わせて治療する[6,7,18-27]。

（1）内科治療

　尿培養検査が陰性になるまで①，②のいずれかを 30 〜 90 日連続で投与する。
　アゾール耐性菌には③ミカファンギンの投与を行う。

表2　猫由来 *Candida* 属菌の抗真菌剤への薬剤感受性（MIC）

症例	菌種	アンフォテリシン-B	フルシトシン	フルコナゾール	イトラコナゾール
1	*C. glabrata*	0.25<	0.125<	>16	1<
2	*C. albicans*	1<	0.125	>16	1<
3	*C. guilliermondii*	0.25	0.125	4	0.5
4	*C. glabrata*	1	0.125	16	1
5	*C. albicans*	1<	0.125<	>16	1<
6	*C. tropicalis*	0.5	0.125	4	0.5
7	*C. albicans*	0.5	4	1	0.125
8	*C. guilliermondii*	0.25	0.125	4	0.5

表3　犬由来 *Candida* 属菌の抗真菌剤薬剤感受性試験　（MIC）

アンフォテリシン-B	フルシトシン	フルコナゾール	イトラコナゾール	ミコナゾール	ミカファンギン	ボリコナゾール
4	2	>64	>8	>16	0.03	>8

MCFG 以外はすべて耐性：薬剤耐性 non-*albicans Candida* であることがわかった。

① イトラコナゾール（イトリゾール）5 〜 10mg/kg, PO（犬 ／ 猫）

② ケトコナゾール（国内未発売）5 〜 10mg/kg, PO（犬 ／ 猫）

③ ミカファンギン（ファンガード）50 〜 150 mg/kg IV ／ CRI SID
　生理食塩液もしくは5％ブドウ糖で希釈（犬 ／ 猫）

④ カスポファンギン（カンサイダス）点滴用 50mg/m^2 IV ／ CRI SID
　生理食塩液に溶解して1 〜 2時間かけて点滴する（犬）

（2）アンフォテリシン -B 膀胱洗浄

膀胱内にカテーテルでアンフォテリシン -B 希釈液を注入し，30分後に排出させる。これを30日以上続け，回数を漸減していく。最終的には 1/w とする。

アンフォテリシン -B（ファンギソン注）希釈液：生理食塩液で0.05 mg/mL（w/vol）30mL に希釈する。

》 おわりに

膀胱カンジダ症のような真菌感染症は日和見感染の結果容易に出現してくるが，見逃している可能性もあるため，今後は注意していかなければならない感染症の1つである。カンジダ症による敗血症がいったん起こってしまうと，救命できないことが多いことを忘れてはならない。したがって，尿中に酵母様真菌の出現を認めた場合には慎重に検査，治療を進めなくてはならない（本章図1参照）。

参考文献

1. 村田佳輝（2009）：家庭内飼育動物が保有している病原真菌 .「小児科臨床」, 62(4): 799 -807.
2. 村田佳輝（2005）：一般家庭で飼育されている犬・猫の口腔内真菌叢 .「JVM」: 58(4), 338-340.
3. 村田佳輝（2016）：意識すると見つかる真菌感染症，3大真菌症（臨床例を中心に）.「info Vets」, 19(6): 60-73.
4. 村田佳輝（2011）：臨床現場における UTI (細菌・真菌) の診断，治療 .「日本獣医腎泌尿器学会誌」, 4(1): 9-16.
5. 村田佳輝（2016）：敗血症の診断に必要な検査 .「CLINIC NOTE」, 12(9): 35-49.
6. 村田佳輝（2011）：カンジダ症 .「SA Medicine」, 13(6): 39-42.
7. 村田佳輝（2016）：血流感染への対応／抗菌薬感受性試験の重要性 .「動物臨床医学」, 25(2): 47-51.
8. 谷徹編（1998）：『バクテリアルトランスロケーション－病態・診断・対策と臨床的意義』（小玉正智監修）, pp.10-16, 54-61, メジカルセンス, 東京.
9. Hindgut Club Japan 編（2011）：『消化管の栄養・生理と腸内細菌』, 169-183, アニマル・メディア社, 東京.
10. 村田佳輝（2016）：敗血症（sepsis）の診断 .「info Vets」, 19(4): 34-43.
11. 村田佳輝（2013）：皮膚真菌症 .「小児科」, 54(1): 19-27.
12. 村田佳輝（2013）：カンジダ症 .「SA Medicine」, 15(6): 71-75.
13. 村田佳輝（2012）尿の微生物学的検査 .「SA Medicine」, 14(2): 50-56.
14. 村田佳輝（2014）：「耐性菌をつくらないために，当院での取り組み .「CAP」, 29(4): 14-22 .
15. 山口英世（1999）：『病原真菌と真菌症』, 南山堂, 東京.
16. 藤田浩二（2010）：『マップでわかる抗菌薬ポケットブック―グラム染色による整理』, pp.7-10, 南江堂, 東京.
17. 田里大輔，藤田次郎（2013）：『グラム染色からの感染症診断―検体採取・染色・観察の基本とケースで身

につく診断力』, 羊土社 , 東京.

18. JAID/JSC 感染症治療ガイド委員会編 (2012)：『JAID/JSC 感染症治療ガイド 2011』, pp.152-169, 日本感染症学会・日本化学療法学会, 東京.

19. 日本真菌学会編 (2013)：『侵襲性カンジダ症の診断●治療ガイドライン 2013』, pp.4-6, 日本真菌学会 , 東京.

20. 深在性真菌症のガイドライン作成委員会編 (2007)：『深在性真菌症の診断・治療ガイドラン』, pp.54-60, 112-117, 協和企画 , 東京.

21. JAID/JSC 感染症治療ガイド・ガイドライン作成委員会編 (2014)：『JAID/JSC 感染症治療ガイド 2014』, pp.1-20, 日本感染症学会・日本化学療法学会, 東京.

22. 舘田一博編 (2014)：『外来で遭遇する日和見感染症・耐性菌感染症』, 医薬ジャーナル社, 大阪.

23. 村田佳輝 (2016)：敗血症 (sepsis) の治療法 .「info Vets」, 19(4): 69-79.

24. Weinstein MP, Towns ML, Quartey SM, et al. (1997): The clinical significance of positive blood cultures in the 1990s, a prospective comprehensive evaluation of the microbiology, epidemiology, and outcome of bacteremia and fungemia in adults. *Clin Infect Dis*, 24(4): 584-602.

25. Smee N, Loyd K, Grauer G (2013): UTIs in small ani- mal patients: part 2: diagnosis, treatment, and compli- cations. *J Am Anim Hosp Assoc*, 49 (2): 83-94.

26. Weese JS, Blondeau JM, Boothe D, et al. (2011): Antimicrobial use guidelines for treatment of urinary tract disease in dogs and cats: antimicrobial guidelines working group of the international society for companion animal infectious diseases. *Vet Med Int*, doi: 10.4061/2011/263768.

27. Lappin MR: Feline zoonotic diseases (1993). *Vet Clin North Am Small Anim Pract*, 23(1): 57-78.

付録 A　獣医師向けのアンケートからみる膀胱炎に対する治療

【調査方法】

　膀胱炎に対する臨床獣医師の一般的な治療傾向を把握することを目的に、アニコム損保提携病院の犬の膀胱炎の請求件数上位の 585 病院に対して調査用紙を送付し、85 件の回答を得た。調査項目は抗菌薬処方の時期、第一選択薬および第二選択薬と選択理由、抗菌薬の切り替え時期、感受性試験の実施時期など。

犬の膀胱炎に対する治療方針 アンケート

アニコム損害保険株式会社

※該当する項目にチェック ☑ をつけてください。「その他」の場合は詳細もご記入ください。

質問①　頻尿・血尿など、一般的な膀胱炎の症例に対し、どの時点で抗菌薬を処方していますか？

- ☐ 臨床症状の把握後
- ☐ 尿検査（試験紙）実施後、処方
- ☐ 尿検査（試験紙・沈渣・染色）実施後、処方
- ☐ 尿検査、細菌培養実施後、結果が出る前に処方
- ☐ 尿検査、細菌培養実施後、結果が出てから処方
- ☐ 尿検査、細菌培養、感受性試験実施後、結果が出る前に処方、結果次第で変更
- ☐ 尿検査、細菌培養、感受性試験実施後、結果が出てから処方
- ☐ その他（　　　　　　　　　　　　　　　　　　　　　　　　　　　　　）

質問②

膀胱炎症例に対する抗菌薬の、第一選択薬および第二選択薬を教えてください。

薬剤	第一選択薬	第二選択薬
アンピシリン／アモキシシリン		
第 1・2 世代セフェム系		
第 3 世代セフェム系		
クラブラン酸アモキシシリン		
フルオロキノロン系		
ST 合剤		
テトラサイクリン系		
ゲンタマイシン		
マクロライド系		
アジスロマイシン		
ペネム系		
リンコマイシン系		
その他		

質問③

第一選択薬および第二選択薬を使用する理由を教えてください。

理由	第一選択薬	第二選択薬
主な尿路感染菌に感受性		
泌尿器への分布がよい		
投与回数が少ない		
代謝が早い		
安全性		
投与が容易		
感受性検査に基づく		
耐性菌が発現しにくい		
信頼性が高い		
新しい薬だから		
経験的に		
その他		

質問④

第一選択薬から第二選択薬に抗菌薬を切り替える時期を教えてください。

- ☐ 1 週間未満
- ☐ 1 週間〜2 週間未満
- ☐ 2 週間〜3 週間未満
- ☐ 3 週間〜1 ヶ月未満
- ☐ 1 ヶ月以上
- ☐ その他（　　　　　　　　　　　）

質問⑤

感受性試験を実施する時期を教えてください。

- ☐ 初診時
- ☐ 第一選択薬の効果が認められなかった時
- ☐ 第二選択薬の効果が認められなかった時
- ☐ 3 種以上の抗菌薬を使用しても、効果が認められなかった時
- ☐ 基本実施しない
- ☐ その他（　　　　　　　　　　　）

質問⑥　第一選択薬のみで治療が完結できる症例は、細菌性膀胱炎全体でどれくらいですか？
　※大体の感覚で結構です。

0%　10%　20%　30%　40%　50%　60%　70%　80%　90%　100%

＜例＞大体半分くらい・・・→50％に〇をつけてください。

0%　10%　20%　30%　40%　(50%)　60%　70%　80%　90%　100%

質問⑦　抗菌薬の使用で困っていること・悩んでいること等ございましたらご記入ください。

質問⑧　耐性菌に対して、何か対策や工夫をされていることがあれば、教えてください。

膀胱炎の症例に対して抗菌薬を処方する時期

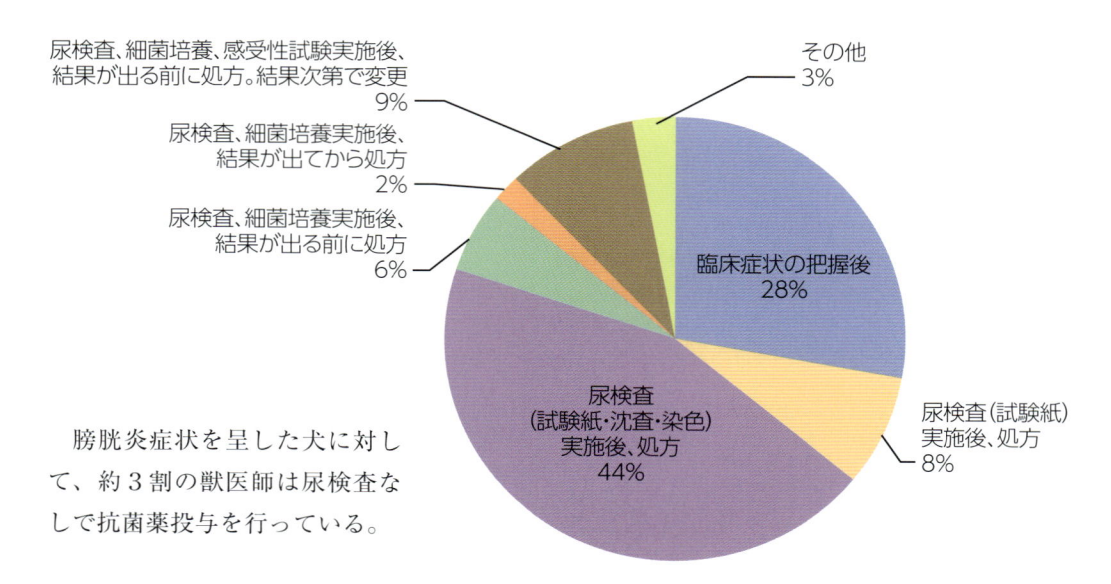

膀胱炎症状を呈した犬に対して、約3割の獣医師は尿検査なしで抗菌薬投与を行っている。

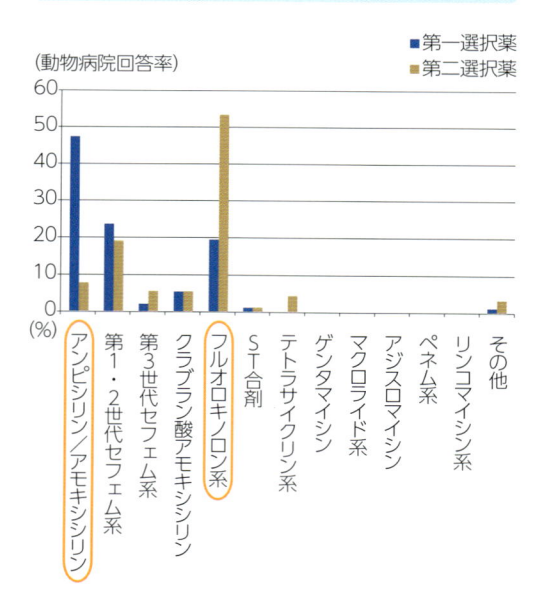

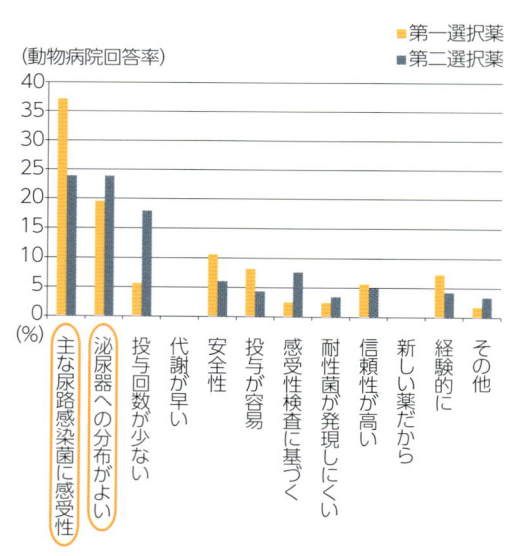

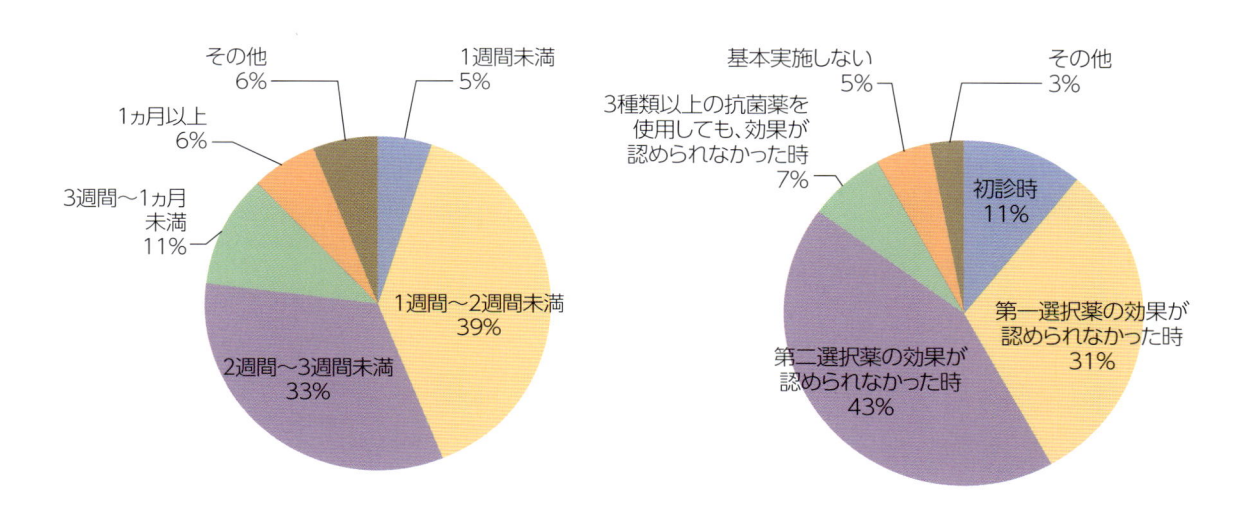

抗菌剤を切り替える時期

- その他 6%
- 1ヵ月以上 6%
- 3週間～1ヵ月未満 11%
- 2週間～3週間未満 33%
- 1週間未満 5%
- 1週間～2週間未満 39%

感受性試験を実施する時期

- 基本実施しない 5%
- 3種類以上の抗菌薬を使用しても、効果が認められなかった時 7%
- その他 3%
- 初診時 11%
- 第一選択薬の効果が認められなかった時 31%
- 第二選択薬の効果が認められなかった時 43%

第一選択薬のみで完結できる症例の割合
（獣医師の主観）

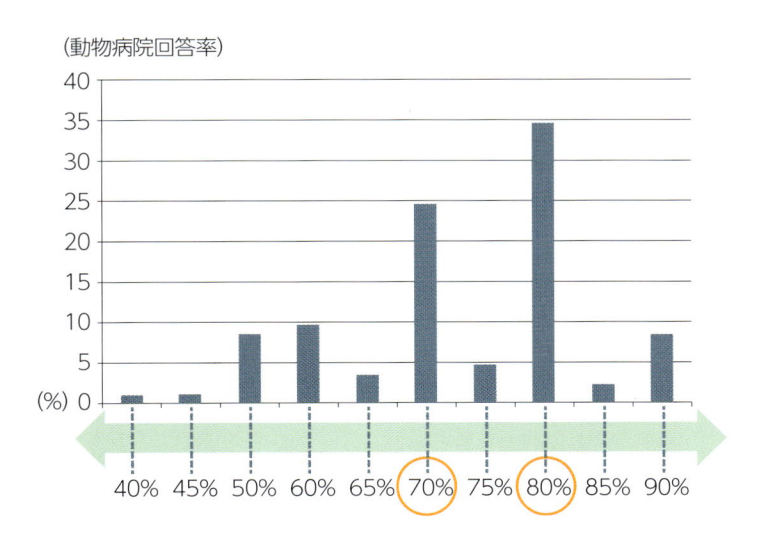

(動物病院回答率)

40% 45% 50% 60% 65% 70% 75% 80% 85% 90%

付録 B　抗菌剤の用法・用量

薬剤名	国内での承認	用法・用量	備考
アモキシシリン（AMPC）	有	犬・猫:10〜20 mg/kg PO　12時間ごと（国内） 犬・猫:11〜15 mg/kg PO　8時間ごと（海外）	多剤耐性菌には無効。国内では尿路感染症に対する適応はなし。
アモキシシリン/クラブラン酸（AMPC/CVA）	無	犬・猫:12.5〜25 mg/kg（合剤としての用量）PO 8時間ごと（海外）	
セファレキシン（CEX）	有	犬:15 mg/kg PO 12時間ごと（国内） 犬・猫:12〜25 mg/kg PO 12時間ごと（海外）	腸球菌は自然耐性を示すため、本菌の感染症に対しては無効。国内では尿路感染症に対する適応はなし。
セフォベシン（CFV）	有	犬・猫:8 mg/kg SC 14日ごとに反復して投与（国内） 犬・猫:8 mg/kg SC 7〜14日ごとに反復して投与（海外）	経口投与が困難な症例に対しての限局的な使用が推奨される。腸球菌は自然耐性を示すため、本菌の感染症に対しては無効。国内では猫の尿路感染症に対する適応はなく、二次選択薬として承認されている。
セフポドキシム・プロキセチル（CPDX-PR）	有	犬:5〜10 mg/kg PO 24時間ごと（国内） 犬・猫:5〜10 mg/kg PO 24時間ごと（海外）	腸球菌は自然耐性を示すため、本菌の感染症に対しては無効。国内では尿路感染症に対する適応はなく、二次選択薬として承認されている。
アミカシン（AMK）	無	犬:15〜30 mg/kg IV/IM/SC 24時間ごと（海外） 猫:10〜14 mg/kg IV/IM/SC 24時間ごと（海外）	多剤耐性菌感染症に対しての限局的な使用が推奨される。 潜在的に腎毒性があるため、腎不全症例における使用は避けることが望ましい。
クロラムフェニコール（CP）	有	犬・猫:7.5〜15 mg/kg　IM/SC 12時間ごと（国内） 犬:40〜50 mg/kg PO 8時間ごと（海外） 猫:12.5〜20 mg/kg PO 12時間ごと（海外）	多剤耐性菌感染症に対しての限局的な使用が推奨される。前立腺炎に対しても有効との報告あり。長期投与により骨髄抑制が生じるリスクあり。
ドキシサイクリン（DOXY）	無	犬・猫:3〜5 mg/kg PO 12時間ごと（海外）	主として腸管内に排泄されるため、尿中濃度は低いと思われる。日常的な使用は推奨されない。猫では食道炎のリスクあり。
トリメトプリム-スルファジアジン（ST合剤）	有	犬・猫:30 mg/kg（合剤としての用量）SC/PO 24時間ごと（国内） 犬・猫:15 mg/kg（合剤としての用量）PO 12時間ごと（海外）	前立腺炎に対しても有効との報告あり。長期投与により免疫介在性疾患の発症リスクあり。乾性角結膜炎、肝疾患、過敏症、発疹などの副作用が生じる可能性あり。
ホスホマイシン（FOM）	無	犬:40〜80 mg/kg PO 12時間ごと（公表論文を参考）	緑膿菌を除く多剤耐性菌に対して有効である可能性あり。猫に対しては強い副作用（腎毒性）があるため使用不可。
エンロフロキサシン（ERFX）	有	犬:5〜10 mg/kg PO 24時間ごと（国内） 犬:10〜20 mg/kg PO　24時間ごと（海外） 猫:5 mg/kg PO 24時間ごと（国内・海外）	前立腺炎に対しても有効との報告あり。猫では網膜障害のリスクがあるため、用量を厳守すること。国内では二次選択薬として承認されている。
マルボフロキサシン（MBFX）	有	犬・猫:2.7〜5.5 mg/kg PO 24時間ごと（国内・海外）	前立腺炎に対しても有効との報告あり。国内では尿路感染症に対する適応はなく、二次選択薬として承認されている。
オルビフロキサシン（OBFX）	有	犬・猫:2.5〜5.0 mg/kg PO 24時間ごと（国内） 犬・猫:2.5〜7.5 mg/kg PO 24時間ごと（海外）	前立腺炎に対しても有効な可能性あり。国内では二次選択薬として承認されている。
オフロキサシン（OFLX）	有	犬・猫:5〜10 mg/kg PO 24時間ごと（国内）	前立腺炎に対しても有効な可能性あり。国内では二次選択薬として承認されている。
ピペラシリン/タゾバクタム（PIPC/TAZ）	無	犬・猫:80〜100 mg/kg IV 8時間ごと（ヒトの用量を参考）	犬や猫に対する有効性や薬用量に関するエビデンスが乏しい。腸内細菌科細菌の多剤耐性菌には有効である可能性あり。
ファロペネム（FRPM）	無	犬・猫:5 mg/kg PO 8時間ごと（ヒトの用量を参考）	犬や猫に対する有効性や薬用量に関するエビデンスが乏しい。腸内細菌科細菌の多剤耐性菌には有効である可能性あり。
メロペネム（MEPM）	無	犬・猫:8.5 mg/kg SC 12時間ごと/IV 8時間ごと（海外）	医療上きわめて重要な抗菌剤であるため極力使用を避けることとし、腸内細菌科細菌および緑膿菌の多剤耐性菌感染症に対してのみ使用すること。
イミペネム/シラスタチン（IPM/CS）	無	犬・猫:5 mg/kg IV/IM 6〜8時間ごと（海外）	

- 上記の抗菌剤（国内で犬または猫の尿路感染症を効能として承認されている抗菌剤を除く）については、その有効性を保証するものでない。したがって、最終的には獣医師の自己責任の下で使用すること。
- 海外における投与量は、すべて「Weese JS, Blondeau JM, Boothe D, et al. (2011): Antimicrobial Use Guidelines for Treatment of Urinary Tract Disease in Dogs and Cats: Antimicrobial Guidelines Working Group of the International Socciety for Companion Animal Infectous Diseases. Vet Med Int, Article ID 263768」を参考としている。

付録 C　犬・猫の細菌感染症に対する抗菌スペクトル

分類	抗菌薬	略号	グラム陽性菌					グラム陰性菌							
			*Staphylococcus*属	*Streptococcus*属	*Enterococcus*属	*Corynebacterium*属	*Clostridium*属	*Escherichia coli*	*Salmonella*属	*Proteus*属	*Pseudomonas*属	*Bordetella*属	*Pasteurella*属	*Rickettsia & Clamydia*属	*Leptospira*属
ペニシリン系	アモキシシリン	AMPC	●	○	○	○	○	○	○	○		○	○		
	アモキシシリン/クラブラン酸	AMPC/CVA	○	○		○		○	○	○		○	○		
セフェム系（第一世代）	セファレキシン	CEX	●	○		○		○	○				○		
セフェム系（第三世代）	セフポドキシム・プロキセチル	CPDX-PR	●	●				●		●	●		●		
	セフォベシン	CEV	●	○			○	○		●			●		
ペネム系	ファロペネム	FRPM	○	○	○			○			○	○			
カルバペネム系	イミペネム・シラスタチン	IPM/CS	○	○	○			○			○				
	メロペネム	MEPM	○	○	○			○			○				
アミノグリコシド系	アミカシン	AMK	○	○		○		○	○		○				
フルオロキノロン系	エンロフロキサシン	ERFX	●	●	●	○		●		●	●	●	●		
	マルボフロキサシン	MBFX	●	○				○					●		
	オフロキサシン	OFLX	●	○	○	○		○	○	○	○	○	○		
	オルビフロキサシン	OBFX	●	●		○		●	○	●	●		●		
テトラサイクリン系	ドキシサイクリン	DOXY	○	○		○		○	○	○		○		○	
フラン誘導体	ニトロフラントイン	NFT	○		○			○							
その他	クロラムフェニコール	CP	●	●		○	○	●	●	○					
	ホスホマイシン	FOM	○	○			○	○	○	○	○				
サルファ剤・葉酸拮抗剤	トリメトプリム/スルファメトキサゾール	TMP/SMX	○	○	○	○		○	○	○			○		

（殺菌作用）

●：有効菌種（処方箋）　　○：有効菌種（文献情報）

付録 D　抗真菌剤の用法・用量

薬剤名	国内での承認	用法・用量	備考
アンフォテリシン-B（AMPH-B）		犬:0.5 mg/kg IV　週3回 猫:0.25 mg/kg IV　週3回 膀胱内にカテーテルでAMPH-B希釈液を注入し,30分後に排出させる。これを30日以上続け,回数を漸減していく。最終的には 1/wとする アンフォテリシン-B（ファンギゾン注） 希釈液: 生理食塩水で0.05 mg/mL (w/vol) 30mlに希釈する。	毒性が強くさまざまな副作用が発現する,特に腎毒性が強く注意が必要
リポソーム・アンフォテリシン（BL-AMB）		犬・猫:1～3 mg/kg IV　2日に1回	副作用が少なく,組織移行性がよい 高価
イトラコナゾール（ITCZ）		犬・猫:5～10 mg/kg PO BID 　　　　5～10 mg/kg IV SID 　　　　パルス療法　10～20 mg/kg PO EOD 点耳:注射液を外耳道内注入	脂溶性なので,皮膚表皮,爪のケラチンに蓄積しやすい
ケトコナゾール（KCZ）	内服国内未承認	犬・猫:5～10 mg/kg PO BID 重症全身性感染　20mg/kg PO BID 外用　クリーム	
フルコナゾール（FLCZ）		犬・猫　5 mg/kg PO/IV　BID 脳脊髄炎　10 mg/kg IV BID～SID	水溶性,低分子なので,脳脊髄に浸透しやすい
ホスフルコナゾール（F-FLCZ）		犬・猫:5 mg/kg PO/IV BID 脳脊髄炎　10 mg/kg IV BID～SID	
ボリコナゾール（VRCZ）		犬:6 mg/kg PO IV SID	水溶性,低分子なので,脳脊髄に浸透しやすい
ポサコナゾール		猫:5～10 mg/kg PO SID	
ミカファンギン（MCFG）		犬・猫:5～15 mg/kg IV/CRI SID 生理食塩液もしくは5%ブドウ糖で希釈 犬・猫:0.1%MCFG点眼液（自家調整） 膀胱内洗浄:2.5 mg/mL (w/vol) 30 mL を膀胱内にカテーテルで注入	点滴静注の場合は眼内移行不良
カスポファンギン（CPFG）		犬　50mg/m^2　IV/CRI SID 　　　生理食塩液に溶解して1～2時間かけて点滴	
塩酸テルビナフィン		犬・猫:20～30 mg/kg PO SID	副作用:嘔吐,下痢,肝毒性,白血球減少症
フルシトシン（5-FC）		犬・猫:50～100mg/kg PO TID	アンフォテリシン-Bやアゾール系薬と併用される 単独使用は耐性株の出現が起こりやすい

・上記の抗真菌剤（国内で犬または猫の尿路感染症を効能として承認されている抗真菌剤を除く）については，その有効性を保証するものでない。したがって，最終的には獣医師の自己責任の下で使用すること。

付録 E　衛生的手洗いの方法

図1　衛生的手洗い手順（速乾性手指消毒薬を用いる場合）

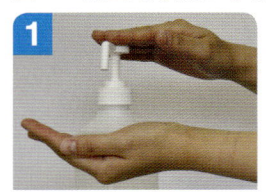

1 消毒薬の規定量を手掌に受け取る。（注）

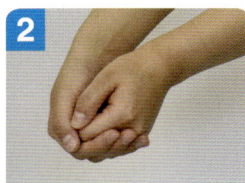

2 はじめに両手の指先に消毒薬をすり込む。

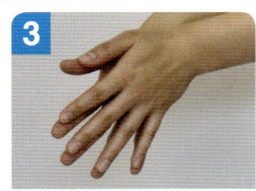

3 つぎに手掌によくすり込む。

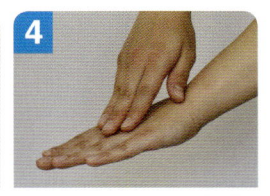

4 手の甲にもすり込む（反対側も同様に）。

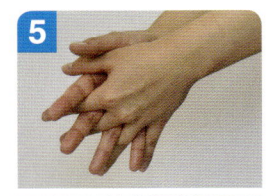

5 指の間にもすり込む。

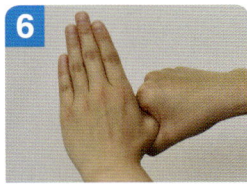

6 親指にもすり込む。

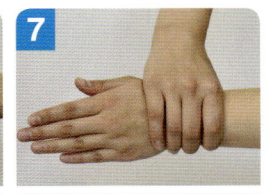

7 手首も忘れずにすり込む。乾燥するまでよくすり込む。

（注）規定量の目安は 15 秒以内に乾燥しない程度の量。

図2　衛生的手洗い手順（流水とせっけんを用いる場合）

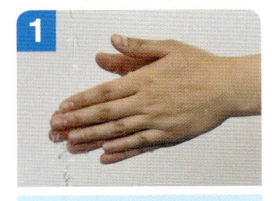

1 流水で洗浄する部分をぬらす。

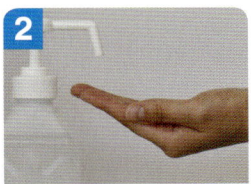

2 せっけんを手掌に取る。

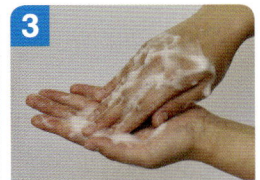

3 手掌を洗う。

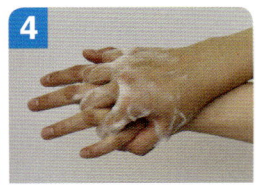

4 手掌で手の甲を包むように洗う（反対側も同様に）。

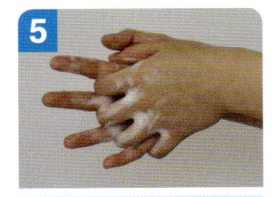

5 指の間もよく洗う。

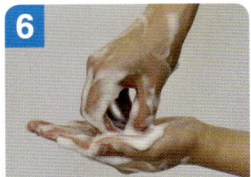

6 指先までよく洗う。

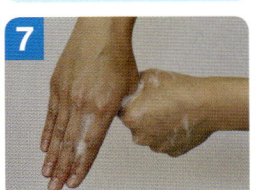

7 親指の周囲もよく洗う。

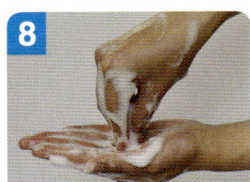

8 指先、爪もよく洗う。

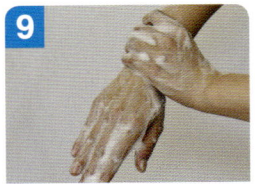

9 手首も洗う。

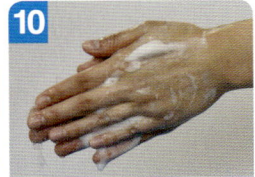

10 流水で洗い流す。

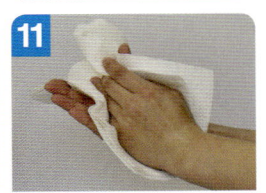

11 ペーパータオル等で拭く。

参考：さっぽろ獣医師会「院内感染対策マニュアル」

あとがき

　このたびは本書を手に取っていただき，心よりお礼申し上げる。

　本書は，伴侶動物医療分野においては数少ない，特定部位（尿路および前立腺）の感染症に特化した診療マニュアルとして制作した。本マニュアルの名前を読まれた先生のなかには，たかだか1つの感染症に大げさすぎる，と感じる方もおられるであろう。しかし，尿路感染症はいうまでもなく，日常的に遭遇する代表的な細菌性感染症である。したがって，尿路感染症に対する診療を制することは，実質的に大部分の細菌感染症症例の診療を制することに他ならない。また，本マニュアルにおける診断から治療に至る基本的な流れは，決して尿路感染症のみならず他の感染症にも通ずるはずである。ぜひそのような観点からも本書を愛読していただければありがたい。

　また，冒頭で田村理事長から紹介があったように，本書は動物用抗菌剤研究会の事業の一環で制作されたものである。これを機にその本研究会について知っていただくとともに，今後ご支援等たまわれれば幸いである。

　若輩者の私にとって，本マニュアル制作委員会委員長という大役を拝命することは初めてに近い経験であり不安でいっぱいであったが，経験豊富な多くの先生方に支えられ，ようやく本マニュアルの刊行にまで漕ぎつけることができた。最後に，改めて，本マニュアル作成に多大なご助力をいただいた制作委員の先生方（荒井，井上，片岡，木村，栗田，小久江，下川，露木，村田［敬称略］)，田村理事長および出版にご尽力をいただいた株式会社インターズーの坪井編集長に心より感謝申し上げる。

2017年3月
動物用抗菌剤研究会
『犬と猫の尿路感染症診療マニュアル』制作委員会
委員長　原田　和記

◆ 動物用抗菌剤研究会 ◆

【設　立】
1973 年 4 月

【目　的】
動物用抗菌剤および薬剤耐性菌に関する
研究・調査，知識・技術の普及

【主な活動】
シンポジウムの開催，「動物用抗菌剤研究会報」の発刊，
標準薬剤感受性試験法の制定，臨床試験ガイドラインの制定など

【事務局】
〒 180-8602 東京都武蔵野市境南町 1-7-1
日本獣医生命科学大学獣医学部
獣医微生物学教室
TEL 0422-31-4151（代）
（内線 253 〜 255）
Fax0422-31-4560

犬と猫の尿路感染症診療マニュアル

2017 年 4 月 10 日　第 1 版第 1 刷発行

【編　者】
動物用抗菌剤研究会
【発行者】
西澤行人
【発行所】
発行所　株式会社インターズー
〒 151-0062 東京都渋谷区元代々木町 33 番 8 号
元代々木サンサンビル 2 階
TEL 03-6407-9690（編集部）
FAX 03-6407-9375（編集部）
受注専用 TEL 0120-80-1906
受注専用 FAX 0120-80-1872
振替口座 00140-2-721535
Email: info@interzoo.co.jp
Web Site: http://www.interzoo.co.jp/

表紙デザイン・組版：龍屋意匠合同会社
印刷・製本：株式会社シナノパブリッシングプレス

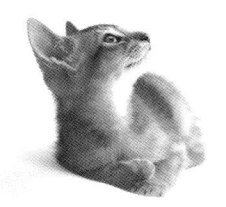
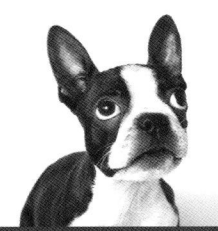
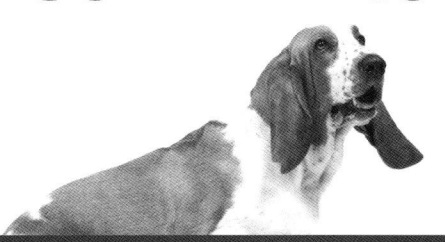
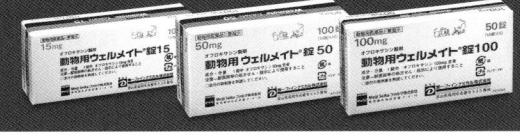

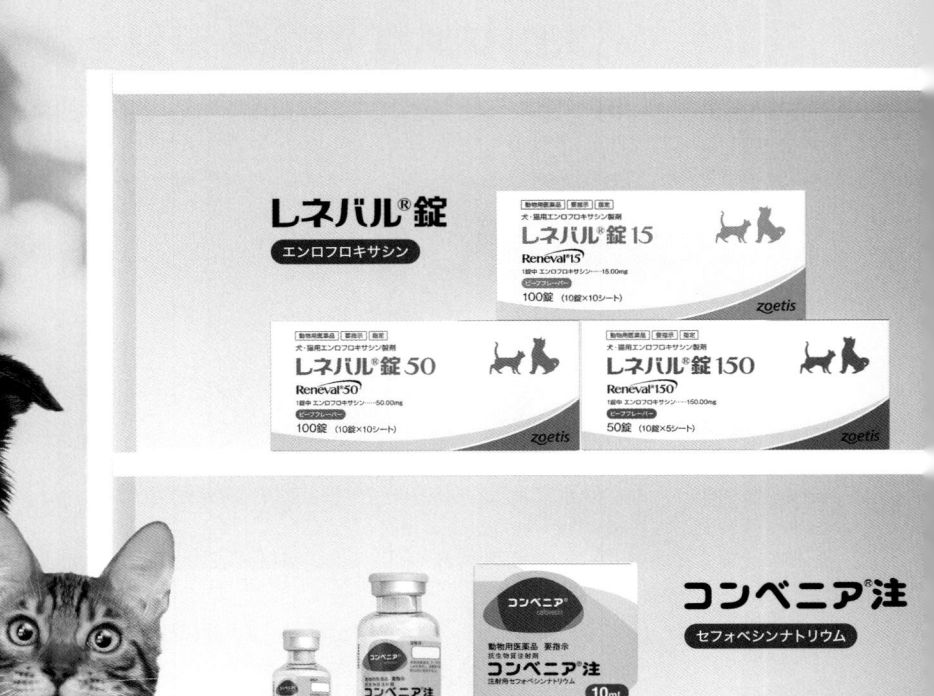

幅広いラインアップ
を取り揃える
ゾエティスの抗菌剤

感染症を起こす病原細菌の種類は様々あり、
処方時や投薬時のニーズも多種多様。
だからゾエティスは、
抗菌剤のラインアップを豊富にご用意し、
先生方の治療を応援します。

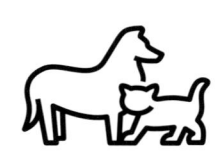

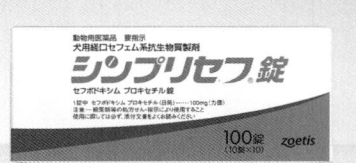

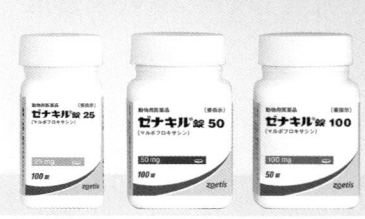

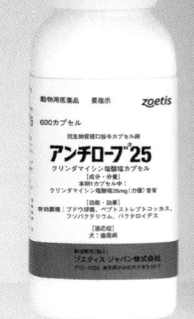